U0121663

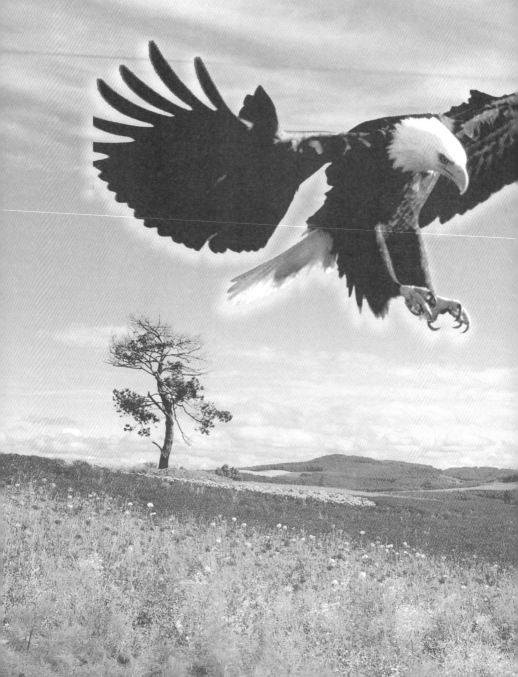

大展好書　好書大展
品嘗好書　冠群可期

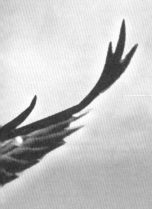

大展好書　好書大展
品嘗好書　冠群可期

季秦安手診手療

家庭常見病
手到病除

季秦安　著

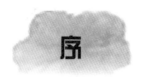

序

名家絕技，發揚光大

我和季秦安先生是老朋友了，經常和他一起探討如何普及中醫保健知識和如何提高國人的健康素質。最近他要出版新作，囑我作序。

我深知季先生在手部按摩診療方面造詣很深，故樂為之序，也希望借此能為普及中醫保健知識和提高國人的健康素質作點貢獻。

目前，健康已成為人們關注的焦點。除了進一步普及中醫保健知識和提高國人的健康素質，如何尋求一種更為有效、易學、易操作、易掌握的保健之道，人們自然高度關注，政府也很重視。社會的發展，科技的進步，使人們對濫用藥物、盲目治療所產生的負面效應有了更清醒的認識。於是以手部按摩診斷療法為主的自然療法應用而生了。

學習、運用手部按摩診斷療法，充分發掘人類自身的自我康復本能，抵禦和消除疾病，維護自己和家

人的健康，為越來越多的人所推崇。

手部診斷按摩療法是中醫學的寶貴遺產，也是廣大勞動人民和歷代醫學家在與疾病長期抗爭及醫療實踐中，透過反覆摸索、驗證、總結所創立的一門獨特的診療方法。而以季秦安先生為代表的季氏手部按摩診療法是手部診斷按摩療法的一朵奇葩。

季先生是自然療法名家，在手療領域頗有建樹：他對手部診斷按摩療法進行了深入而全面的研究和總結，以中醫學為理論基礎，以反射學原理為依據，透過手部的經絡與全身臟腑、組織、器官聯繫進行診斷和調理各種疾患。他的手部診斷療法具有簡單、易學、易掌握、易操作的特點，同時具備不受時間、地點、環境、設備等條件限制的便捷性，與當今人們追求健康之道的宗旨相一致。

人類健康之源，回歸自然之道。季氏之名家絕技，人人可以學會，人人可以受益！

是為序。

國家中醫藥發展戰略研究課題組原組長 **賈謙** 於北京

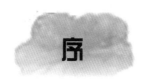

自然療法的一朵奇葩——手部反射療法

自然療法是19世紀末期才提出的一個醫學術語，但其哲學指導思想可追溯到幾千年前。早在我國戰國時期的中醫經典《黃帝內經》中就比較系統地論述到，人起源於自然，發展於自然，人與自然統一，人生活在自然界，作為自然界的產物，其生理功能和病理變化不斷地受自然界的影響和自然法則的支配。現代科學證明，人體的空間物質組成與宇宙星體物質組成是一致的，宇宙星體運動的時間節律是生命活動的信號，這證實了人類是時空的產物，說明我國古代先賢論斷的正確性。

2000多年以前的西方醫學之父希波克拉底曾說：「病人的醫生就是病人的本能，醫生是幫助本能的。」他明確指出了人體具有自我調節，自我修復，自我抗病康復的「自然自癒本能」。

這種人體固有的、強大的自然自癒系統，其功

能是其他各種治療方法不能取代的，使人體可以保持一個健康的體魄。人類為了健康生存，在與自然抗爭中發現並創造了各種諸如食療、藥膳、藥浴、藥敷、刮痧、手療、足療、點穴、針灸、推拿、香薰、耳穴刺激等各具特色、簡單易行、方便實用、療效確切的自然療法，以利用自然，激發人體固有的自癒系統來防禦疾病，治療疾病，使人健康長壽。其中，手療特色較為顯著，這裏說的手療是指手部反射療法。只要能學會手療用法和技巧，找準手部反射區，即可進行自我調理，又可以進行對他人調理。手部反射療法，不受時間、地點、設備條件的限制，易學、易操作，且安全、有效、簡單、方便、實用。

該書是中國自然療法名家季秦安先生對手部反射療法集20多年的反覆摸索、驗證、總結所集成，深入淺出，通俗易懂，便於掌握。一書在手，人人健康。

該書付梓，必將啟迪讀者，為編者志賀，寥寥數語，特志為序。

國家級中醫師承導師
中國針灸學會陝西分會副會長　　**殷克敬**　於咸陽
陝西省名老中醫

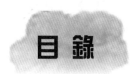

目 錄

第一章　生命就在手中

第二章　看懂手，找準手部反射區

第三章　疾病逃不脫的「五指山」
——季氏五指診斷法

第四章　手中有福音，心中有健康
——莫讓生活小問題成為身體大「殺手」

手診與高血壓 …………………………… 107

手診與糖尿病 …………………………… 112

第五章　手隨心轉,法從手出
——可以點石成金的手療小訣竅

第六章　送給銀髮族的福音

第七章　送給孩子們的福音

第八章　手中小天地，點點扭乾坤

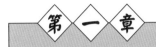

生命就在手中

手上為什麼會在不知不覺中出現斑點？為什麼斑點會有不同的顏色？手指為什麼會伸不直？為什麼手上的青筋會暴露出來？為什麼指甲上的「小月牙」會漸漸消失？這些都是雙手在向我們發出身體疾病的信號。

你真的瞭解自己的手嗎？

手是我們日常生活中最重要的身體器官之一。我們每天都在用手做事情，工作、學習、交往等，都離不開手。相比較耳朵和腳，我們的手是最容易被看見的，手上有什麼變化也可以隨時隨地被發現。

生活中，每天都要用到手，而我們對自己手的瞭解又有多少呢？為什麼天氣寒冷時，你會本能地搓手？為什麼當身體不舒服時，你會不自覺地用手去撫按病痛之處？

　　《黃帝內經》中有大量關於手與內部臟腑之間相關聯的介紹，認為：「掌中熱者，腹中熱；掌中寒者，腹中寒。」《靈樞》中說：「夫四末陰陽之會者，此氣之大絡也。」意思是說手足是陰陽經脈氣血會合聯絡的部位。手的功能與人體生命力的旺盛衰弱，有著密切的聯繫。

　　經常活動雙手和按摩雙手，可以改善血液循環，可以防治血脂偏高和腦動脈硬化，使消化系統暢通。

　　常按摩雙手大小魚際，可以宣肺防咳，理脾調肝明目。

　　按揉五指可使四肢雙腳活動自如。

　　常搓手背，可以增強造血功能，提高免疫力，讓脊柱伸彎自如，讓頸椎活動靈活。

　　這說明，在我們的雙手上，蘊含著與身體密切相關的、不為人知的秘密，觀手可以知健康。

手上到底有什麼？

　　手部有極為豐富的毛細血管網和末梢神經，有2條與心臟聯繫的經脈和3條首先通向頭部的經脈，有6條經脈與全身溝通。手部有344個穴位、14條氣脈貫通，有70多個身體各器官的反射區。這些特性使手特別敏感，與身體的健康狀況有著密切的聯繫。

　　雙手是我們身體健康的窗口。根據中醫的整體學說和生物全息律學說，臟腑、組織、器官等的生理功能變化都

能反映到手部。人體各個部位、各器官都在雙手有相對應的反射區，也就是說全身的臟腑組織器官，在手上都有其相對應的部位。

當人體某個組織器官發生功能失調或有器質性病變時，疾病的訊息就會從手部反映出來。透過對雙手色澤、形態、溫度、濕度等的觀察和觸摸，即可查出人體內包括五臟六腑的病變。有許多疾病尚處在萌芽狀態，用西醫儀器也很難測出，卻能由手部反射區早期發現。

手是人們生活、工作、學習與自然和諧並存的重要器官。人體內部訊息都可由雙手而得到，特別是雙手與大腦和心臟有著密切的關係。所以，人們又將雙手稱之為「第二大腦」、「又一個心臟」。經常按摩和活動雙手，不但能調節全身的機能，促進血流循環，而且能恢復大腦功能，延緩衰老，能起到強身保健的作用。

什麼是手部反射區？

我們人體的各個部位、各個器官在雙手上都有對應的區域，我們把手上這些特定的對應區域就叫做「反射區」。有人曾經對反射區做過一個形象的比喻：「比如您住在18層的18室，我在社區門樓下按1818，那麼，您家的門鈴就會響，別人家的一定不會響。人體反射區就像這些數字，而我們的臟腑器官就是住戶和門鈴，它是一個準確對應的關係。」

　　手部反射療法正是建立在「全息胚」及神經反射理論基礎上，認為人體各器官和部位在手部有著相對應的區域，其排列與相對應器官的解剖位置基本一致，可以反映相應臟腑器官的生理、病理訊息，因此，也稱為手部反射區。

　　當我們身體的某個臟腑、組織或器官發生病變時，它們對應在手上的區域就會產生組織異變現象。手部反射區的變異，或以紅、白、褐色斑點的形式顯現，或以觸摸時的沙粒感、條索感的形式顯現，等等。總之，手部反射區就是人們的雙手能夠反映其相對應臟腑組織器官的生理與病理變化的一個特定區域。手部反射區的異常變化，可以反映出我們身體的健康狀況。

　　當採用一定的按摩手法或其他方法刺激這些區域，就可調節人體各部分的機能，取得防病、治病、保健強身的效果。

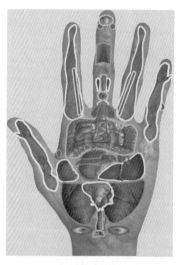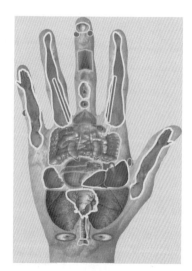

左手掌反射區　　　　　　　右手掌反射區

手部反射區按摩的手法

手部反射區按摩的手法較多，最常用的有以下10種手法。這10種手法簡單易學，隨時隨地都可操作。

1 拇指按揉法

操作者拇指伸直，其他四指彎曲緊貼於患者掌面，用拇指指腹按揉患者手部反射區。（注意：要以一定的方向揉動，並保持同一力度。）

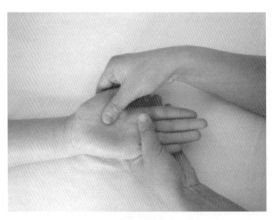

拇指按揉法

2 拇指按壓法

操作者用拇指指腹或橈側偏鋒按壓在反射區上，上下

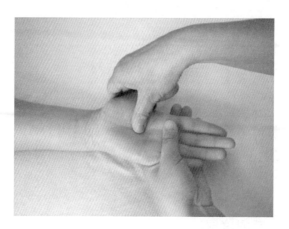

拇指按壓法

垂直運動。（注意：動作移動範同不可過大，緩緩壓下，然後再慢慢抬起。）

3 拇指點按法

操作者拇指伸直，其他四指彎曲成空拳狀，用拇指指

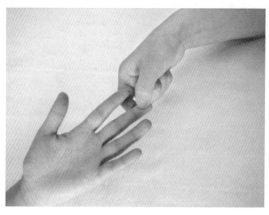

拇指點按法

端垂直用力，點於患者反射區上。（注意：點按時，力度要強，由輕而重，緩慢點下，輕輕放鬆抬起。）

4 拇指推壓法

操作者虎口張開，腕關節伸開，其餘四指伸直或略彎曲，用拇指指腹或橈側面緊貼於患者反射區上，單向推壓移動。（注意：推壓時，速度要緩慢均勻，用力不可忽輕忽重，起點和收尾用力要一樣。）

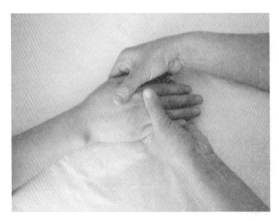

拇指推壓法

5 捻 法

操作者拇指和食指呈鉗狀，其餘三指彎曲，緊貼於掌面，拇指指腹與食指指腹或橈側面緊夾在反射區上，來回旋轉揉動。（注意：捻揉時，速度要均勻，力度要輕柔緩和，動作協調而有節奏。）

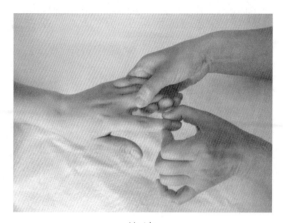

捻 法

6 浮摸法

操作者拇指和中指成鉗狀，或用拇指按揉手勢，拇指指腹和中指指腹輕輕貼浮於患者反射區上，單向或旋轉運動，用力非常輕，有似貼非貼的感覺。（注意：浮摸法運動要輕柔緩慢，絕對不能太快，越輕效果越好。）

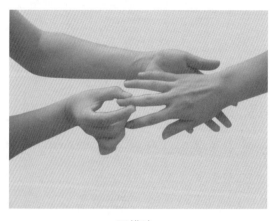

浮摸法

7 掐 法

操作者將拇指和食指分開呈圓弧形狀，拇指指端和食指指腹夾住患者反射區。掐時要逐漸用力，時間要短。（注意：當反射區有疼痛感覺時，立即鬆開，然後再掐。）

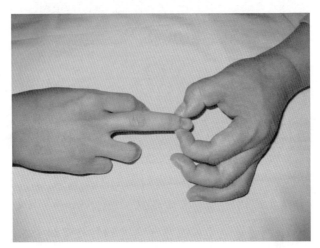

掐 法

8 滾動法

操作者用一根與筷子粗細相當的按摩棒（如果沒有按摩棒，可用鉛筆或筷子暫時代替）貼於反射區上，拇指指腹按壓在棒上，食指橈側穩住按摩棒的另一端，前後滾動。（注意：施用該法時，速度要緩慢，力度要適中，而且要始終保持同一力度。）

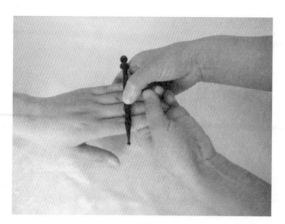

滾動法

9 刮法

操作者把刮具放在患者反射區上，刮具與反射區表面呈45度角，拇指與四指捏住刮具，單向移動。（注意：速度要緩慢，用力不能忽輕忽重，角度始終要保持45度。）

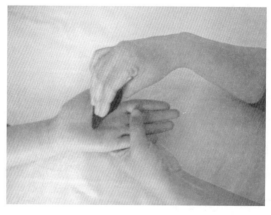

刮法

10 手部牽引法

操作者用拇指和食指呈鉤狀，分別貼於掌骨頭的手背面和手掌面，然後，輕輕地伸拉。經常用到牽引法的是頸椎反射區和腰椎反射區。

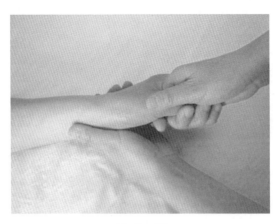

手部牽引法

手部反射區按摩的力度和速度

許多人按摩時掌握不好力度，往往是用力過重，認為越用力，效果越好。其實不然，反射區按摩並不是用力越重越好，而是要適當用力，該重則重，該輕則輕。

通常屬血液循環方面的疾病，我們要求採用非常輕柔的手法，似摸非摸，輕柔舒緩，即「浮摸法」，小到血

液、津液循環，大到全身臟腑組織，都可以用浮摸法去做。比如說，用很輕的手法按揉脾臟反射區，你的口中會感到有唾液產生，而用重手法就沒有這種感覺；再比如說，許多老年人眼睛乾澀，經常用浮摸法按揉肝臟反射區，就能減緩症狀，預防或消除老花眼。

一般來說，凡需要活血化瘀的手法，都要用輕手法，但治療疼痛病時，則需要用重手法，強刺激，以痛治痛。手法的力度不同，會產生不一樣的效果。

按摩的速度和力度，具體還要看患者的年齡、性別和病情狀況等而定。

那麼，反射區按摩的速度怎樣把握呢？什麼樣的速度和頻率才能達到最佳治療效果呢？這需要耐心的摸索和體會，尤其是高血壓和心腦血管疾病，潛伏期長，老年人得這些病的比例高，因此，治療時特別要注意採用適當的速度和頻率。

一般情況下，心律失常、心動過速或過緩、震顫麻痺、房顫等，都要慢慢地一下一下去做，透過反射區的按壓，促進心臟肌力慢慢恢復。病情緩解後，可以按每分鐘60下的速度按揉。

推按血壓反映區調理高血壓，基本上是1～2秒鐘推一下，用浮摸法均勻的推按，切忌忽慢忽快，忽重忽輕。當治療背部陰冷、皮膚瘙癢時速度要快，用慢手法效果不好。反射區按摩的速度針對不同的疾病，可藉助計時器（手錶等）卡時間來練習掌握。

手部反射區與經絡腧穴的關係

手部有6條經脈，手三陰經和手三陽經，與反射區有著非常密切的關係。

大魚際處有肺經，其循行沿上肢內側前邊到達手掌大魚際緣，沿著拇指橈側到達指端。因此大魚際上有青筋就和肺部有關係。

小魚際上有青筋，不僅與肺反射區有關，還要考慮心經和小腸經因素。心經在上肢循行沿前臂內側後緣，到掌後腕豆骨部進入掌內後邊，沿小指的橈側出於末端。心主血，肺主氣，主要是肺氣和心血的關係，血的運行有賴於氣的推動，氣的運行有賴於血的運載。心肺相互配合，保證氣血正常運行。肺氣虛弱，則宗氣不足，推動心血無力，血行不暢，心主血脈功能減退，血行不暢，也會影響肺氣的宣發和肅降。

大魚際肺臟反射區望診異常，要聯繫肺經、大腸經。若靠近肺經循行線上有斑點，就要調理肺經上的穴位，找敏感點。若靠近大腸經循行線上有斑點，要調理大腸經上的穴位。

小魚際肺臟反射區異常，就得考慮心經、小腸經，選擇心經、小腸經上的穴位調理，並要檢查心臟、小腸臟腑功能是否正常。若在小魚際發現包塊及顏色變化，並有氣喘、乾咳、小便發黃、顏面發熱等症狀，要調理心經、小

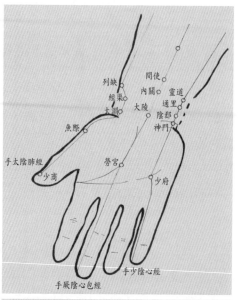

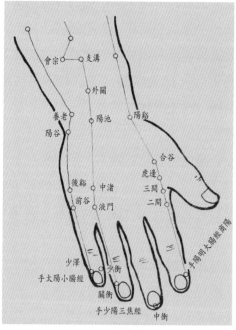

手部經絡

腸經和肺經。

掌中有心包經循行，沿前臂內側中線，過腕部，入掌中，沿第三掌骨、中指橈側，出中指橈側端。中指指肚中間為腦垂體反射區，掌中有子宮、宮頸、陰道、膀胱、前列腺及氣管、食道等反射區，治療這些組織器官相關疾病時要同時調理心包經和心臟。氣管及食道出現問題時，也要同時調理心包經。

女性生殖器官、男性前列腺有疾患，心臟功能大多不理想。在手部可用刮板刮掌面中心（**心臟、女性生殖器官、前列腺反射區和心包經**），離心方向從腕部刮到指肚，效果很好。包括有內分泌系統紊亂、老年性陰道炎、卵巢囊腫、更年期綜合徵等都要做好心臟調理。

心主汗液，「汗為心之液」。有很多人不出汗，憋得很難受。有的人有風濕，體內潮氣大，有水。不出汗，體內水出不來，可在手掌調理。用另一隻手的食指、中指、無名指、小指指腹（**肝、心、肺、腎**）在掌心用浮摸法旋揉7圈，再反掌用指背從掌跟向指尖推一下（**推心包經**），做7遍，左右手都做。

在左手順時針、在右手逆時針向大拇指方向旋轉。注意動作要緩慢、速度要均勻。推心包經，就調理了心臟，推了馬上出汗，起到排毒作用，這時手指上就有異味。對心律不整，心動過速、過緩等症狀，調理效果都很好。

左手脾臟反射區在大腸經循行線上，右手肝臟反射區和大腸經也有關係。大腸經循行，從食指橈側端開始，沿著食指的橈側緣，向上經過第一、第二掌骨之間，進入拇

長伸肌腱和拇短伸肌腱的中間沿上肢外側前緣上行。

左手肝臟反射區在三焦經循行線上，右手脾臟反射區也在三焦經循行線上。手少陽三焦經起於無名指尺側端，向上沿無名指尺側至手腕背面。上行尺骨、橈骨之間。循行線上有骶骨等反射區。

肝、脾都是氣血生化之源，都是促進水液代謝的臟腑器官。肝藏血，主疏泄，若失疏泄，氣機不通；脾統血，主運化水液，脾運水液功能減退，必導致水液停滯，生濕生痰，甚至水腫。而三焦經是氣血循環、水液升降出入的通路，主持清氣，通行水道。肝、脾功能正常與否和三焦經的通暢有密不可分的關係。

無名指是下肢的反射區，橈側有血糖反映區，三焦經循行於尺側。有很多人經常外出，走路多，腿疼，在手部無名指，用另一手拇指向心推向掌面，從指肚推到掌部，推21次，直至發熱。調理下肢氣血循環。也可在腿部推摩，從小腿部向大腿部推摩，發熱為度。

三焦通，下肢暢。很多人特別是女性經常感到下肢發冷，兩腳冰涼，這是因為腿部距離心臟遠，氣血循環慢，再加之地球的吸引力等因素，易引起三焦不通暢。可以在手部調理三焦經，方法是用拇指指腹面在無名指指背向指尖方向推，調通上焦；用指腹面向心方向推，通調下焦；用拇指、中指在無名指兩側來回推摩，調理中焦。以7為基數做7的倍數，雙手都要做。

在脊柱反射區、頸椎反射區與手太陰肺經，胸椎反射區與手陽明大腸經，腰椎反射區與手厥陰心包經，骶骨反

射區與手少陽三焦經，尾骨反射區與手少陰心經、手太陽小腸經都有密切的關係，在反射區診斷、調理、治療時，要仔細觀察經絡循行線上的斑點、顏色、形態等變化，並做相應的處理。

解決頸椎問題，還要同時調理肺經。

胸椎不舒服背部痛，在大腸經上找穴位調理，關鍵是找敏感點。可點按住商陽或迎香穴活動胸椎，體驗經脈與脊柱的關係。手陽明大腸經循行起於食指末端（商陽）經指掌橈側、前臂前方、上臂外側前緣、肩胛上部、頸項前外側通過面頰，止於鼻孔兩側（迎香），共20個穴。

腰椎不舒服，可在手厥陰心包經上找敏感點，調理內關穴。尤其調理第三腰椎效果好。輕輕的掐在內關穴上，輕力度向心方向施力，患者可以動動腰部體會感覺。關鍵是方向和力度，力度一定輕，方向要準。若離心方向點按，第三腰椎馬上就有痛感。

骶胯部和三焦經有密切的關聯，有的人不小心腳脖子崴了，只注意腳，不想骶胯部，腳不痛了但骶胯部仍然有問題。腳部反射區是三焦經的起始點，骶胯部疼痛，三焦經也會有問題。

手部調理方法：

患者手背向上，男先左手女先右手，施術者中指墊在患者無名指指肚下，拇指和食指掐在指肚兩側，三指同時用力掐（三角力）。掐左手治左側，掐右手治右側。三焦經有問題在手部骶骨反射區按揉，同樣可以調理。

尾骨反射區與小腸經、心經、生殖系統、泌尿系統都

有關聯。小腸經循行經過第五掌骨尺側，心經循行經過第四、五掌骨間，尾骨有問題，還要調理小腸經和心經。尾骨尖後勾，可採用板直小指遠節指骨段的方法調理。

心臟問題（心肌梗塞、冠狀動脈硬化等）可掐按尾骨反射區找敏感點調理。在尾骨反射區上下按壓揉動，可調理心臟病。在尾骨反射區中點（少府）上下對壓揉動81次，調整血壓。

學會由雙手與身體對話

中國醫學認為，人體是一個有機的整體，各臟器之間存在著相互作用和因果關係。局部病變是全身病理反應在局部的體現，也就是說，全身的病理變化可反映在局部，局部變化也可以體現於全身。

任何內臟的病理變化，都必然會由種種現象表現於體表，透過審察種種表現於體表的症狀和體徵，就能測知其內在疾病的本質，這便是中國醫學診斷的基本原理，也是我們手部診斷的基本原理。

「見微知著」，醫者透過患者細微的變化，就能測知身體整體的情況，我們手診也不例外。五臟六腑，形體肢節的病理變化在手上都有反射區，根據手部的色澤、形態、溫度、汗液、疼痛、皮下組織異常等現象，辨別疾病的性質、部位、新舊，推斷疾病的發展趨向，進而根據手部的變化調治疾病。這就是察手測疾病的道理，也是「見

微知著」的具體表現。

　　傳統手診的順序大多是男看左手、女看右手，男女不是雙手同時看。其實，這是不妥的。因為，不論男女，左手和右手都是身體不可分割的器官，人體的經絡不論男女都有左右不同的循環路線。所以，看手部反射區時，不管男性還是女性，雙手都應該同時觀察，這樣才能完整地、準確無誤地檢查出身體的生理和病理變化。

　　我們可以透過望診和觸診來診斷疾病。望診是看手的色澤和形態。比如說，在色澤上，健康的手明潤含蓄，紅黃隱隱；手呈青黑色為痛，因為氣血瘀滯則青，瘀久則黑；手呈黃赤色為濕熱，因為熱則脈絡充盈而赤，濕熱內盛則黃；手呈白色為寒，因為寒則脈絡收縮，血行緩慢而色白。為了進一步證實望診的準確性，彌補望診的不足，還要進行觸診。

　　觸診就是對手部反射區的溫度、觸覺、疼痛感的檢查。透過觸診，可以檢查出手部反射區有無疼痛、沙粒、結節、包塊等。例如，用手的拇指、食指在反射區觸摸，若有沙粒感，提示相應臟腑有炎症、結石，或者骨刺；若有包塊感，提示相應臟腑有腫瘤或囊腫；若有條索感，提示臟腑有器質性病變。

　　就拿手上的斑點來說，人們大多認為手上的斑和點是色素沉著的原因，其實，這也是人體生理和病理的一種反映。原因是當人體的臟腑組織器官有了生理和病理變化時，臟腑組織器官就會有局部的病灶區域，病灶區域由於受不同致病因素的影響，血液微循環受阻，血液滯留，手

部顏色就有各種不同的變化，相對應的反射區上就出現色澤不同、大小不等的斑和點。

一般來說，淺紅色斑點提示疾病初期，或有炎症；深紅色斑點提示疾病中期，較重；紫紅色斑點提示疾病後期，病情加重；咖啡色斑點提示器質性病變，或有外傷。

不是只有體檢報告或X光片才能告知你身體的健康狀況，要知道，我們的身體自己是會「說話」的。身體會由手足等外在器官的變化告訴我們隱性的病變，每個人都應該學會怎樣與自己的身體對話，將健康生命握在手中。

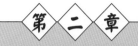

看懂手，找準手部反射區

　　手是人體的一個縮影。也是一面鏡子，能隨時「照」出我們身體各個器官的疾患。手部反射區的定位是否準確是診斷、預防、保健及調理的關鍵，一定要找準手部反射區。

手部反射區的原理

　　手部反射區的原理與經絡學原理、神經反射原理、生物全息律學說等有密切的關係。

　　從經絡學原理來看，經絡是人體內經脈和絡脈的總稱。由於十二經脈行至手指和足趾時相互銜接，因此人體各臟腑組織器官的生理功能變化、病理變化的訊息都可經由經絡彙集於雙手，使雙手成為反映全身健康的最敏感點。

　　從神經反射原理來看，整個雙手部有著極為豐富的神經末梢，有非常靈敏的觸覺，可以感受到除視覺、味覺以外的各種刺激。所以，當人體各臟腑組織器官發生病理變化時，雙手反射區就會提供相關各臟腑組織器官的訊息。

　　從生物全息律學說來看，生物全息論是從手先起步的，手部是理想的全息胚。人體雙手部可將心、肝、脾、肺、腎、膽、胃、小腸、大腸、膀胱、眼、鼻、喉、手、臂、腿、關節、腳等都一一反映出來，與機體各相對應部位相同。而區域與區域之間有較為明顯的界線。這些區域的生理變化和病理變化，能反映出相關對應臟腑組織器官的生理變化和病理變化。

　　在手部反射區按摩刺激時會產生疼痛，由神經反射到神經中樞，能很快調節體內各分泌腺體的機能，促進各種激素的產生和釋放，對人體機能起到綜合、廣泛、持久的調節作用，使機體得以平衡而康復。

手部反射區的分布規律

　　準確掌握手部反射區的位置非常重要，每個手部反射區在雙手都有很準確的定位，同時也有著很規律的分布。要記住這些反射區的位置，就必須掌握一些規律和方法，在實際操作中才能靈活的運用，達到有病治病，無病強身的良好保健效果。

1 手掌面部分

手掌面主要集中了與人體呼吸系統、消化系統、生殖系統、循環系統直接相關的臟腑組織器官反射區，如肺、心、胃、肝、膽、大腸、小腸、膀胱、子宮等反射區，相當於人體經絡中任脈所通過的區域（胸腔和腹腔所包含的主要臟器）。

2 手背面部分

手背面主要集中了與人體運動系統和免疫系統密切相關的反射區，如頸椎、胸椎、腰椎、骶骨、尾骨、腎上腺等反射區，相當於人體經絡中督脈所通過的區域。

3 手指部分

拇指和小指集中了人體上肢的相關反射區，如腋下、手腕、上臂、前臂、肘等反射區；食指和無名指集中了人體下肢的相關反射區，如膝關節、膕窩、踝關節等反射區；中指主要集中了人體感官系統、循環系統、呼吸系統有關的反射區，如眼、鼻、口、喉、氣管、甲狀腺、舌根、舌尖等反射區，以及血壓反映區等。

4 其他部分

有少數組織器官存在兩個不同位置的反射區，如手掌面腕橫紋處有喉反射區，而手背中指近節指骨段關節處也有喉反射區；手掌面下方正中線處是氣管反射區，而手背

中指中節指骨段也是氣管反射區等。

此外，左右手上的反射區並不是對稱分布，而是由雙手上下重疊來實現左右手反射區的重合。

手掌反射區簡易定位法

人體主要的臟腑器官都分布在胸腔和腹腔內，從人體胸骨柄上端頸靜脈切跡處向下至恥骨聯合上緣處，大約可分為五掌零三指：第一、二橫掌為胸腔，第三、四、五橫掌及零三指為腹腔，所分布的臟器依次為：喉、氣管、肝、心、脾、胃、大腸、小腸、雙腎、膀胱、輸尿管等。在季氏手療中，掌面反射區的分布用自己的食指寬度從手掌面腕橫紋處向指根處測量，也為五指零三分，所分布的臟器反射區與實際人體臟器分布情況比例相一致，規律性非常明顯。這也為手掌反射區準確定位提供了依據。

【手掌反射區定位法】用自己的右手食指從左手腕橫紋處向指根方向測量，第一、二橫指所壓的部位為胸腔，

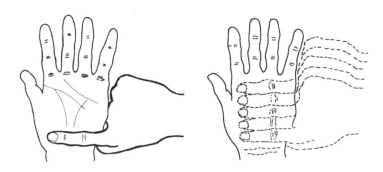

手掌反射區定位方法以自己右手食指在左手掌測量

第三、四、五橫指及零三分所壓的部位為腹腔。第一、二橫指所覆蓋的反射區有喉、氣管、食管、肺、心等，第三橫指到第五橫指所覆蓋的反射區有肝、膽、脾、胃、大腸、小腸、子宮、卵巢、輸尿管等，剩餘的三分覆蓋的反射區為乙狀結腸和直腸。

也就是說，把用手掌在人體胸腔和腹腔上的定位方法成比例的縮小後，用食指在掌面上依次分區測量，也得到了相同的結果。對於初學者來說，用食指在掌面上為胸腔和腹腔中的臟腑器官快速、準確定位，是一種簡單易學、科學有效的方法。

找準手部反射區

反射區的定位是否準確是診斷、預防、保健及調理的關鍵，一定要找準。

1 喉

【反射區位置】手掌面為腕橫紋中間點與大小魚際中間相接處。手背面為中指近節指骨與中節指骨連接處。

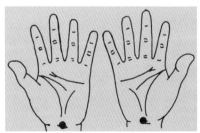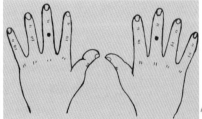

【手法】拇指點按法，點按1～2分鐘。

【適應證】喉炎、咽炎、氣管炎及咳嗽、聲音嘶啞、喉痛、氣喘、聲音微弱等。

2 氣 管

【反射區位置】手掌面位於雙手掌大小魚際相連部的上1/3部位。手背面為中指中節指骨段指中線處。

【手法】拇指推按法及刮法，離心做18～36次。

【適應證】氣管炎、哮喘、支氣管炎、上呼吸道感染、扁桃腺炎及咳嗽、胸悶等。

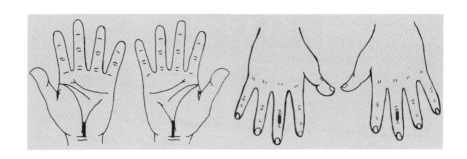

3 肺

【反射區位置】在大小魚際上2/3處，左手大魚際為左肺，小魚際為右肺。右手大魚際為右肺，小魚際為左肺。（手掌反射區定位：第一、二橫指所壓掌正中線兩側，遠節指骨段所壓為左肺，近節指骨段所壓為右肺。）

【手法】拇指推按法、拇指按揉法及刮法，離心做18～36次。

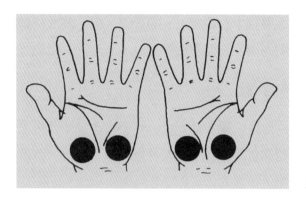

肺

【適應證】急慢性支氣管炎、肺炎、肺氣腫、肺心病、上呼吸道感染、支氣管哮喘及胸悶、氣喘、氣急等。

4 心 臟

【反射區位置】位於雙手大小魚際2/3處，掌中線左2/3、右1/3。左手2/3在大魚際一側，右手2/3在小魚際一側。（手掌反射區定位：第一、二橫指中節指骨段所壓部位，掌中線左2/3、右1/3。）

【手法】拇指按揉法及拇指按壓法，做60～72次。

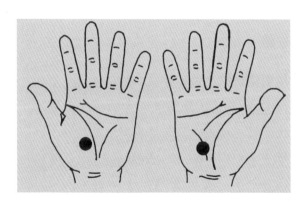

【適應證】心絞痛、心力衰竭、冠心病、心神經官能症及心動過速、心律不整等。

5 食 管

【反射區位置】食管位於雙手大小魚際連接處，手掌正中線稍偏右側。（手掌反射區定位：第一、二橫指所壓掌正中線，稍靠右側。）

【手法】拇指推按法及刮法，離心做18～36次。

【適應證】食道炎、食道梗阻、食道息肉等。

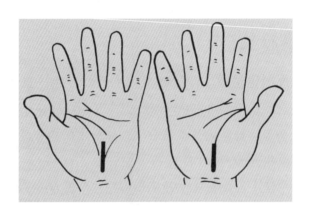

6 胃

【反射區位置】位於手掌中線的左側，與大小魚際下1/3平行。左手靠近大魚際，右手靠近小魚際。（手掌反射區定位：第三橫指中節指骨段所壓部位。）

【手法】拇指推按法、拇指點按法、拇指按揉法、拇指按壓法及刮法，做49次。

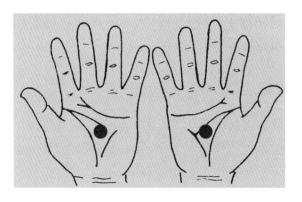

胃

【適應證】急慢性胃炎、胃潰瘍、十二指腸潰瘍、胃神經官能症、胃下垂及脾胃虛弱、胃痙攣、噁心嘔吐、消化不良、胃酸過多、胃痛等。

7 肝 臟

【反射區位置】右手位於大魚際下1/3處，左手位於小魚際下1/3處。（手掌反射區定位：第三橫指近節指骨段所壓部位。）

【手法】拇指按揉法、拇指按壓法及刮法，做49次。

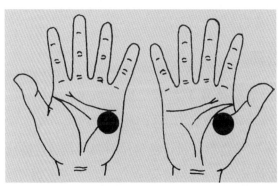

【適應證】肝炎、肝腫大、肝硬化、膽石症、膽囊炎、眼部疾患及消化不良等。

8 膽 囊

【反射區位置】右手位於大魚際下1/3下緣，緊貼肝臟。左手位於小魚際下1/3下緣，緊貼肝臟。（手掌反射區定位：第三橫指近節指骨段1/2處與指中線交叉點尺側所壓部位。）

【手法】拇指推按法、拇指點按法及刮法，做49次。

【適應證】膽囊炎、膽石症、膽汁反流性胃炎及消化不良、厭食、口苦、口臭等。

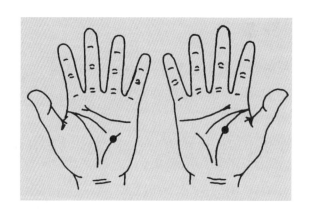

9 胰

【反射區位置】左手位於大魚際下1/3內側的邊緣處。右手位於小魚際下1/3內側的邊緣處。（手掌反射區定位：第三橫指中節指骨段與遠節指骨段連接橫紋處下1/2所壓部位。）

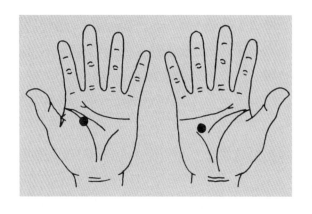

胰

【**手法**】拇指按揉法及刮法，離心做36次。

【**適應證**】胰腺炎、糖尿病、胰腺囊腫及消化不良、厭食等。

10 脾　臟

【**反射區位置**】左手位於大魚際下1/3處。右手位於在小魚際下1/3處。（手掌反射區定位：第三橫指遠節指骨段所壓部位。）

【**手法**】拇指按揉法，做18～72次。

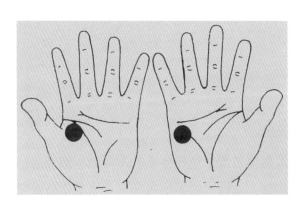

【適應證】發熱、貧血、月經不調、皮膚科疾病、各種炎症及食慾缺乏、消化不良、免疫功能低下、脾臟功能亢進、水腫、口乾、口臭等。

11 十二指腸

【反射區位置】左手位於小魚際下 1/3，靠近掌垂直中線旁。右手位於大魚際下 1/3，靠近掌垂直中線旁。（手掌反射區定位：第三橫指近節指骨段與中節指骨段連接的尺側所壓部位。）

【手法】拇指按揉法和拇指點按法，做36次。

【適應證】十二指腸潰瘍、厭食症、胃部疾病及消化不良、腹脹等。

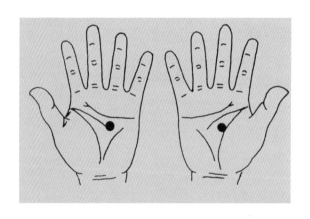

12 小 腸

【反射區位置】位於手掌的下半部，被升結腸、橫結腸、降結腸、直腸反射區所包圍。（手掌反射區定位：第

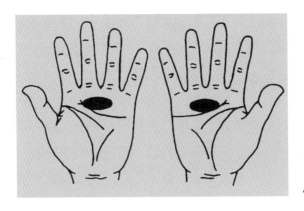

小　腸

四、五橫指中節指骨段所壓部位。）

【手法】拇指推按法、拇指按揉法及刮法，做49次。

【適應證】急慢性腸炎、胃腸功能紊亂、心血管疾病及腹脹、腹痛、腹瀉、消化不良、胃腸脹氣等。

13 14 盲腸及闌尾

【反射區位置】左手位於無名指與小指指根相連接處上一指。右手位於食指與中指指根相接處上一指。（手掌反射區定位：第五橫指中節指關節內側所壓部位。）

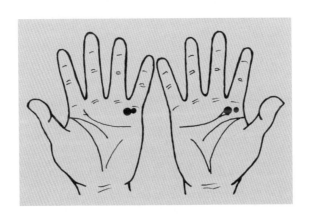

【手法】拇指按壓法和拇指按揉法，做49次。

【適應證】闌尾炎及消化不良、腹脹、腹痛、便秘等。

15 回盲瓣

【反射區位置】右手位於食指和中指指根相連接處上去一橫指。左手位於無名指和小指指根相連接處上去一橫指。（手掌反射區定位：第五橫指中節指關節外側所壓部位。）

【手法】拇指按揉法和拇指點按法，做36次。

【適應證】胃腸功能紊亂、消化系統吸收障礙性疾病及腹脹、腹瀉、消化不良等。

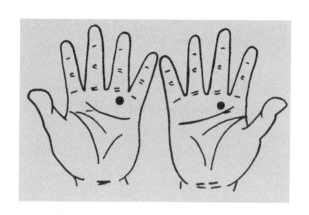

16 升結腸

【反射區位置】右手位於食指與中指指根部相連接處上行至手掌的1/2處。左手位於無名指與小指指根部相連接處上行至手掌1/2處。（手掌反射區定位：第四、五橫

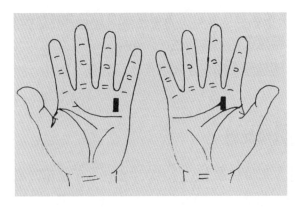

升結腸

指近節指骨段所壓部位。）

【手法】拇指推按法，做49次。

【適應證】腸炎、腸道疾病及腹痛、腹脹、腹瀉、便秘等。

17 橫結腸

【反射區位置】位於雙手中間，右手從第二掌骨與第三掌骨中間向左行至第四掌骨與第五掌骨中間。左手從第四掌骨與第五掌骨中間向左行至第二掌骨與第三掌骨中

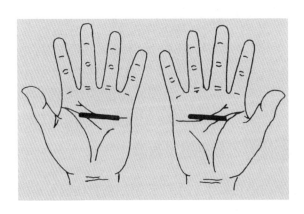

間。（手掌反射區定位：第四橫指中節指骨段所壓部位。）

【手法】拇指推按法，做49次。

【適應證】腸炎、腸道疾病及腹痛、腹脹、腹瀉、便秘等。

18 降結腸

【反射區位置】位於手掌中部，右手從第四掌骨與第五掌骨中間掌中部，向指尖下行至無名指與小指指根連接處。左手從第二掌骨與第三掌骨中間掌中部，向指尖下行至食指與中指指根連接處。（手掌反射區定位：第四、五橫指遠節指骨段所壓部位。）

【手法】拇指推按法，做49次。

【適應證】腸炎、腸道疾病及腹痛、腹脹、腹瀉、便秘等。

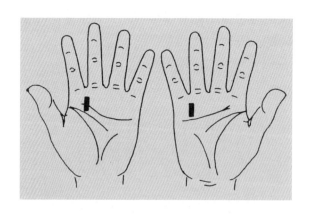

19 20 乙狀結腸及直腸

【反射區位置】右手位於第四掌骨與第五掌骨頭中間

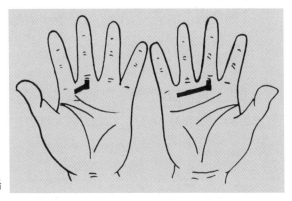

乙狀結腸及直腸

至第三掌骨頭中間段。左手位於第二掌骨頭與第三掌骨頭中間段。

【手法】拇指推按法和拇指按揉法，做49次。

【適應證】乙狀結腸炎、直腸炎、痔瘡、腸息肉及便秘等。

21 肛 門

【反射區位置】位於手掌第三掌骨頭與中指連接處。

【手法】拇指按壓法，做49次。

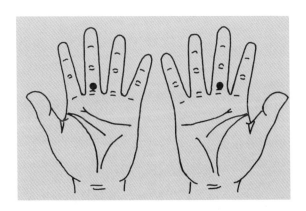

【適應證】痔瘡、直腸炎、肛裂、脫肛及便秘等。

22 腎上腺

【反射區位置】

掌部：位於雙手掌中上部，第二掌骨與第三掌骨中間和第三掌骨與第四掌骨中間。（手掌反射區定位：第四橫指近節指關節與遠節指關節上緣所壓部位。）

手背：位於手背中上部，第二掌骨與第三掌骨中間和第三掌骨與第四掌骨中間。

【手法】拇指點按法和拇指掐法，做1～2分鐘。

【適應證】腎臟病、高血壓、心臟病、炎症、風濕症、關節炎、昏厥、哮喘及腎上腺皮質功能不全、心律不整、過敏等。

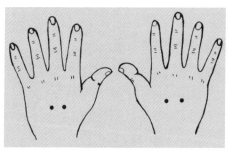 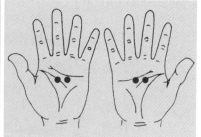

23 腎

【反射區位置】位於雙手掌、雙手背的中部，手第二掌骨與第三掌骨中間和第三掌骨與第四掌骨中間。（手掌反射區定位：第四橫指近節指關節與遠節指關節所壓部位。）

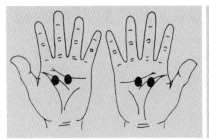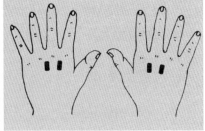

腎

【手法】拇指按揉法和拇指點按法，做36次。

【適應證】腎炎、腎結石、水腫、高血壓、腎積水、風濕病、泌尿系炎症、尿毒症、關節炎、濕疹、動脈硬化、腎臟腫瘤等。

24 輸尿管

【反射區位置】在手掌腎臟反射區至膀胱反射區之間，呈弧線狀的一個區域。

【手法】拇指推按法，做36次。

【適應證】輸尿管炎症、腎結石、腎積水、高血壓、

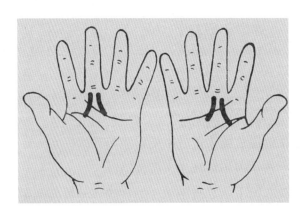

風濕病、動脈硬化、泌尿系統感染、濕疹及輸尿管狹窄、排尿困難等。

25 膀 胱

【反射區位置】位於第三掌骨頭與中指近節指骨連接處。

【手法】拇指按揉法及刮法，做36次。

【適應證】泌尿系統感染、腎炎、輸尿管炎、膀胱炎、腎結石、輸尿管結石、膀胱結石、前列腺肥大及炎症、高血壓、哮喘、關節炎、尿道綜合徵、風濕病、動脈硬化等。

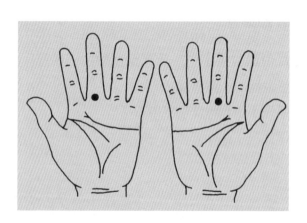

26 前列腺

【反射區位置】位於中指近節指骨段底處。

【手法】拇指按揉法，做36次。

【適應證】前列腺肥大、前列腺炎及排尿困難、尿道

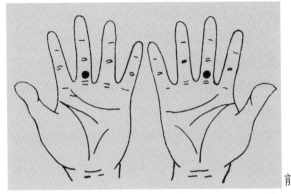

前列腺

疼痛、尿頻、尿血等。

27 卵 巢

【反射區位置】位於手掌第二掌骨體與掌骨頭連接處尺側面，第四掌骨體與掌骨頭連接處橈側面。（手掌反射區定位：第五橫指近節指關節與遠節指關節所壓部位。）

【手法】拇指按揉法和拇指點按法，做36次。

【適應證】痛經、月經不調、不孕症、經前期緊張綜合徵、更年期綜合徵及性功能低下等。

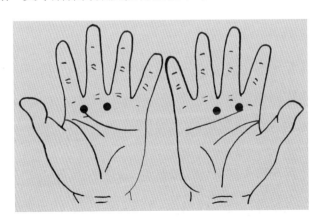

28 子 宮

【反射區位置】位於手掌面第三掌骨頭處。

【手法】拇指按揉法、拇指點按法、拇指掐法及刮法，做36～72次。

【適應證】月經不調、閉經、痛經、宮頸炎、子宮肌瘤、經前期緊張綜合徵、更年期綜合徵、子宮異位症、子宮下垂、其他子宮疾患等。

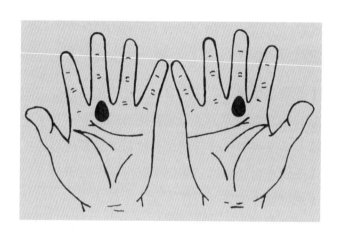

29 睾 丸

【反射區位置】位於手掌面中指近節指骨靠近指骨底的指中線兩側。

【手法】拇指掐法、拇指點按法和拇指捻法，做36～72次。

【適應證】睾丸炎、附睾炎、陽痿、早泄、遺精、滑精、不育症及性功能低下等。

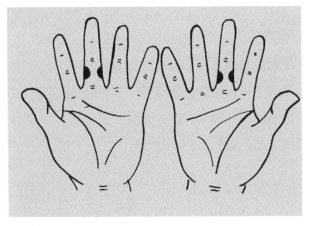

睪丸

30 31 尿道及陰道

【反射區位置】位於手掌面中指近節指骨段垂直中線部。

【手法】拇指推按法及刮法，做36次。

【適應證】尿路感染、遺尿、尿失禁、陰道炎、其他陰道疾患及尿道發炎、排尿困難、尿頻等。

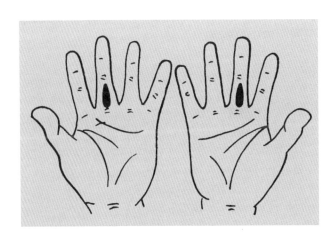

32 頸 項

【反射區位置】位於手掌面中指中節指骨段。

【手法】拇指捻揉法與滾法，做1～2分鐘。

【適應證】頭痛、失眠、落枕、高血壓及頸部酸痛、頸部僵硬、頸部軟組織損傷等。

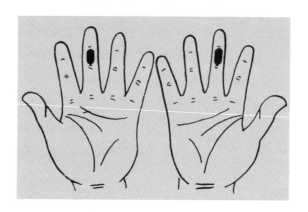

33 血壓區

【反射區位置】位於手中指近節指骨和中節指骨橈側面和尺側面赤白交接處。

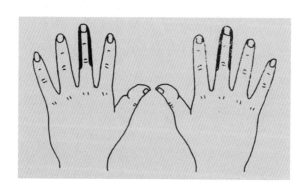

【手法】拇指、中指浮摸法，做49～81次。

【適應證】高血壓、低血壓、高血脂症等。

34 腦垂體

【反射區位置】位於手掌面中指遠節指骨段指腹肉球中央。

【手法】拇指點按法和拇指掐法，做1～2分鐘。

【適應證】更年期綜合徵、牙痛、糖尿病及內分泌失調、小兒發育不良、遺尿等。

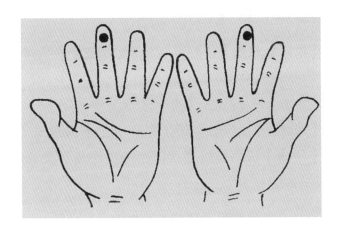

35 肋間神經點

【反射區位置】位於手掌面第一掌骨頭尺側。

【手法】拇指掐法，止痛為止。

【適應證】肋間神經痛、腰扭傷、腹脹、胸悶、呃逆、胸肋疼痛等。

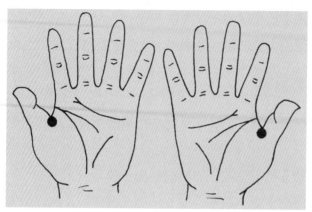

肋間神經點

36 腋下（腋窩）

【反射區位置】位於第一掌骨和第二掌骨肌肉連接處。

【手法】拇指掐法，做1～2分鐘。

【適應證】乳腺增生及肋下痛、上肢麻木等。

【手法】拇指推按法、拇指按揉法及刮法，做49次。

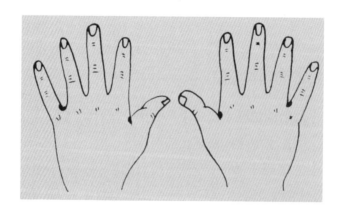

【適應證】急慢性腸炎、胃腸功能紊亂、心血管疾病及腹脹、腹痛、腹瀉、消化吸收不良、胃腸脹氣等。

37 肩

【反射區位置】位於手部第一掌骨底的橈側和第五掌骨底的尺側，第五掌骨頭和小指近節指骨底連接部也是肩的反射區，可分為內側和外側。左手第一掌骨代表右肩，右手第一掌骨代表左肩。

【手法】拇指按揉法、拇指點按法、拇指按壓法和刮法，做59次。

【適應證】肩周炎、頸肩綜合徵、落枕及肩背疼、上肢麻木、肩部軟組織損傷、肩關節活動障礙等。

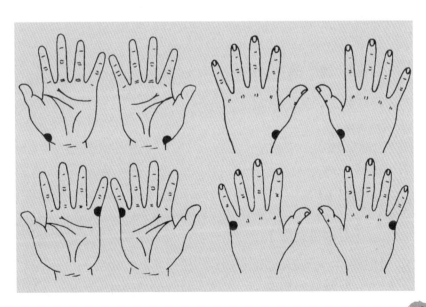

38 上臂

【反射區位置】位於手部第一掌骨橈側和小指近節指骨整段，可分為正面，背面及側面。左手第一掌骨段為右上臂，右手第一掌骨段為左上臂。

【手法】拇指推按法、捻法及滾動法，做59次。

【適應證】肩周炎及上臂疼痛、上臂麻木、肩臂軟組織損傷等。

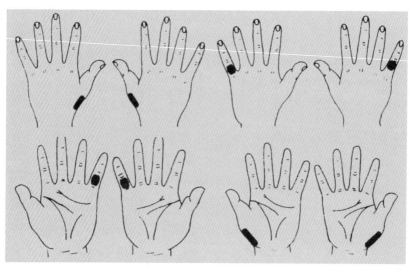

39 肘

【反射區位置】位於手部第一掌骨頭與拇指近節指骨底相接部，小指近節指骨頭與中節指骨底相接部，可分為肘背、肘窩及肘側面。左手第一掌骨頭連接部為右肘，右手第一掌骨頭連接部為左肘。

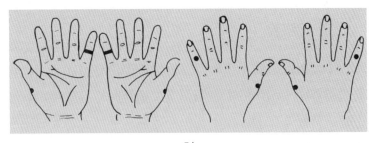

肘

【手法】拇指按揉法及滾動法，做59次。

【適應證】網球肘炎及肘關節軟組織損傷、肘部疼痛、手臂麻木等。

40 前 臂

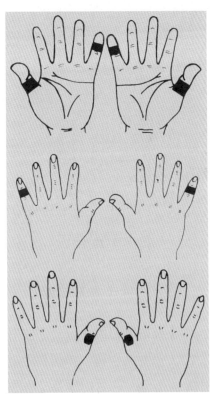

【反射區位置】位於手部拇指近節指骨段，小指中節指骨段，可分為正面、背面及側面。左手拇指近節指骨段為右前臂，右手拇指近節指骨段為左前臂。

【手法】拇指推按法、捻法及滾法，做59次。

【適應證】前臂軟組織損傷、前臂疼痛、前臂麻木等。

41 手 腕

【反射區位置】位於手部拇指近節指骨頭與遠節指骨底相接部，小指中節指骨頭與遠節指骨底相接部，可分為正面、背面及側面。左手拇指一側為右手腕，右手拇指一側為左手腕。

【手法】拇指按揉法及滾動法，做59次。

【適應證】腱鞘囊腫、腱鞘炎及手腕疼痛、腕部扭挫傷、腕部軟組織損傷等。

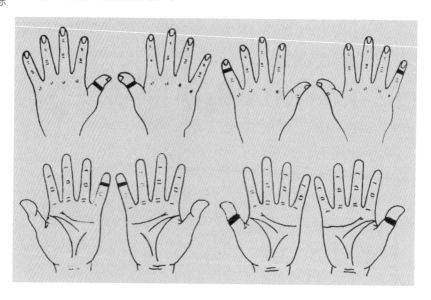

42 43 手掌及手背

【反射區位置】位於手部拇指遠節指骨及小指遠節指骨段，指背為手背，指腹為手掌。左手拇指為右手手背及手掌反射區，右手拇指為左手手背及手掌反射區。

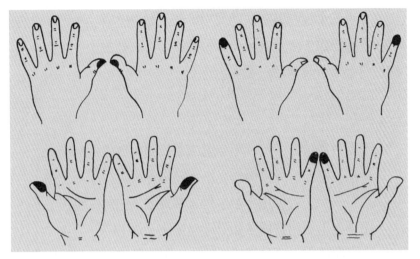

手掌及手背

【手法】拇指按揉法和拇指點按法，做59次。

【適應證】指肚炎及手部凍瘡、手皸裂、手部疼痛等。

44 腹股溝

【反射區位置】位於手背部第二掌骨頭與食指近節指骨底相接的尺側，第四掌骨頭與無名指近節指骨底相接的橈側。左手第二掌骨側的是右側腹股溝，右手第二掌骨側的是左側腹股溝。

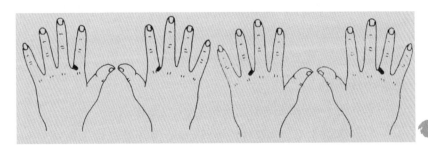

【手法】拇指點按法和拇指掐法，做49次。

【適應證】生殖系統疾病、疝氣、下肢靜脈炎、下肢靜脈曲張及下肢循環失調等。

45 臀部

【反射區位置】位於手掌第二掌骨頭與食指近節指骨底相接部，第四掌骨頭與無名指近節指骨底相接部。左手第二掌骨一側為右臀部，右手第二掌骨頭一側為左臀部。

【手法】拇指按揉法和拇指點按法，做49次。

【適應證】坐骨神經痛、脫肛、梨狀肌綜合徵及臀部軟組織損傷、便秘、下肢循環失調等。

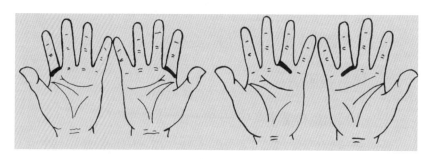

46 髖關節

【反射區位置】位於手背第二掌骨頭與食指近節指骨底相接部的橈側，第四掌骨頭與無名指近節指骨底相接部的尺側。左手第二掌骨一側為右髖關節，右手第二掌骨一側為左髖關節。

【手法】拇指點按法和拇指掐法，做49次。

【適應證】坐骨神經痛、腰腿痛及髖關節疼痛、髖關

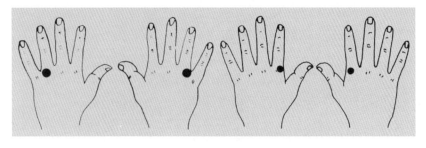

髖關節

節扭傷等。

47 大 腿

【反射區位置】位於手部食指近節指骨段，無名指近節指骨段，可分為大腿前側、後側及兩側。左手食指為右大腿，右手食指為左大腿。

【手法】拇指推按法、拇指捻法及滾法，做59次。

【適應證】下肢慢性潰瘍、下肢靜脈曲張、下肢靜脈炎、風濕性腿痛及下肢循環失調、大腿麻木、下肢水腫等。

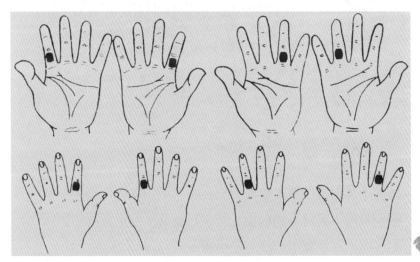

48 49 膝關節及膕窩

【反射區位置】位於手部食指近節指骨頭與中節指骨底相接部位，無名指近節指骨頭與中節指骨底相接部位。左手食指一側為右膝關節，右手食指一側為左膝關節，可分為膝蓋、膕窩及兩側。

【手法】拇指按揉法及滾動法，做59次。

【適應證】膝關節痛、風濕關節炎、類風濕關節炎、膝關節骨刺及下肢循環失調、下肢水腫等。

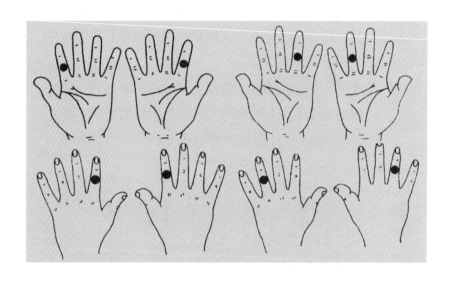

50 小 腿

【反射區位置】位於手部食指中節指骨段，無名指中節指骨段，可分小腿前面、後面及兩側。左手食指一側為右小腿，右手食指一側為左小腿。

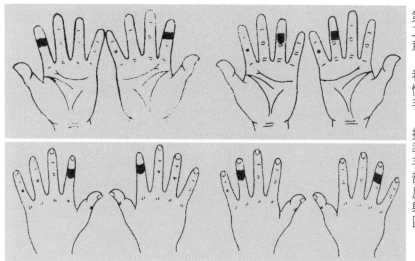

小腿

【手法】拇指推按法、拇指捻法及滾動法，做 59 次。

【適應證】下肢慢性潰瘍、下肢靜脈炎、下肢靜脈曲張及小腿麻木、小腿軟組織損傷、下肢循環失調等。

51 踝關節

【反射區位置】位於手部食指中節指骨頭與遠節指骨底相接部位，無名指中節指骨頭與遠節指骨底相接部位，可分為踝關節前、後（跟腱）及兩側。左手食指一側為右踝關節，右手食指一側為左踝關節。

【手法】拇指按揉法及滾動法，做 59 次。

【適應證】踝關節各種炎症及踝關節扭挫傷、踝關節腫痛、跟腱疼痛等。

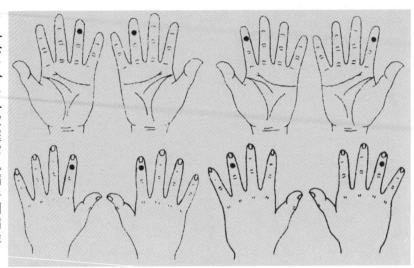

踝關節

52 53 腳背及腳掌

【反射區位置】位於手部食指遠節指骨段，無名指遠節指骨段，指腹為腳掌，指背為腳背。左手食指一側為右腳掌和腳背，右手食指一側為左腳掌和腳背。

【手法】拇指點按法及滾動法，做59次。

【適應證】雞眼、胼胝及腳部扭挫傷、腳背腫痛、腳趾疼痛、腳底痛、足跟痛、腳部軟組織損傷等。

54 斜方肌

【反射區位置】位於手腕骨的橈側、尺側一成對的帶狀區域。

【手法】拇指按揉法、拇指點按法及推拉，做59次。

【適應證】肩周炎、頸椎病、頸肩綜合徵等。

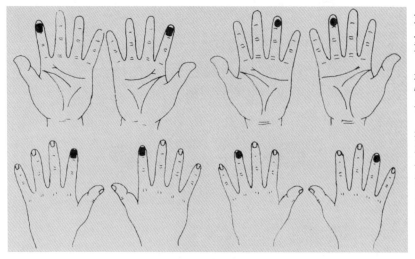

腳背及腳掌

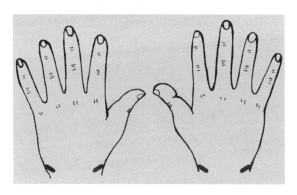

斜方肌

55 背 部

【反射區位置】位於手背腕骨區域。

【手法】拇指按揉法、拇指浮摸法，做59次。

【適應證】脊柱彎曲及背痛、咳嗽等。

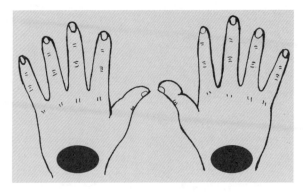

背 部

56 頸 椎

【反射區位置】位於雙手第一掌骨手背面。

【手法】拇指推按法及浮摸法，做59次。

【適應證】頸椎強直、頸椎增生、落枕、頭痛、各種頸椎病引起的疾病與不適及頸部軟組織損傷等。

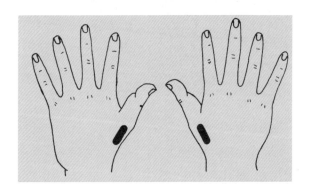

57 胸 椎

【反射區位置】位於雙手背第二掌骨段。

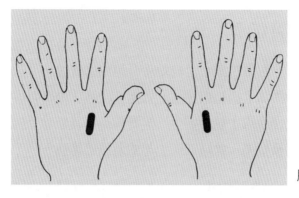

胸椎

【手法】拇指推按法及拇指按揉法，做59次。

【適應證】脊椎炎、胸椎增生、心臟病、呼吸系統疾病及肩背酸痛等。

58 腰 椎

【反射區位置】位於雙手背第三掌骨段。

【手法】拇指推按法及拇指按揉法，做59次。

【適應證】急性腰扭傷、脊椎炎、腰椎增生、腰椎間盤突出及腰能伸不能彎、腰背酸痛等。

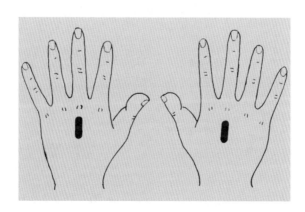

59 骶 骨

【反射區位置】位於雙手背第四掌骨段。

【手法】拇指推按法及拇指按揉法，做59次。

【適應證】骶骨增生、坐骨神經痛及骶骨受傷、骶尾部軟組織損傷、盆腔疾病引起的骶尾部疼痛等。

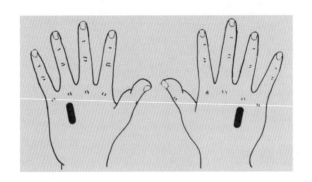

60 尾 骨

【反射區位置】位於雙手背第五掌骨段。

【手法】拇指推按法及拇指按揉法，做59次。

【適應證】坐骨神經痛、腰腿痛、尾骨損傷後遺症等。

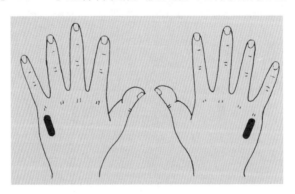

61 頭 部

【反射區位置】位於雙手手背第三掌骨頭與中指近節指骨底相接部。

【手法】拇指按揉法，做64次。

【適應證】頭痛、偏頭痛、失眠、腦血管病變、腦震盪後遺症、高血壓、低血壓及神經衰弱、頭暈等。

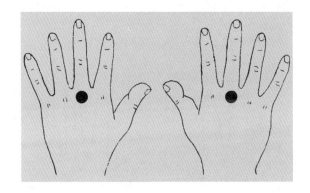

62 小 腦

【反射區位置】雙手第三指掌關節掌背凹陷處。

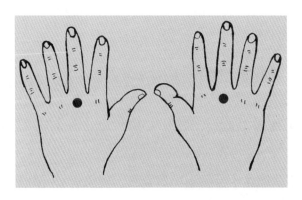

【手法】拇指點按法及藉助按摩棒點按或滾動按摩，做59次。

【適應證】運動系統疾病、小腦疾患等。

63 額 寶

【反射區位置】雙手手背第三指掌關節兩側凹陷處。

【手法】拇指與食指掐按法，做2分鐘。

【適應證】各種炎症、雜症、內分泌疾病及肚臍以上臟腑疾患等。

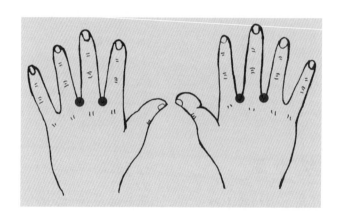

64 眼

【反射區位置】位於雙手手背面中指近節指骨段上1/3處。

【手法】拇指按揉法、拇指點按法及滾法，做36次。

【適應證】近視眼、遠視眼、青光眼、白內障、麥粒

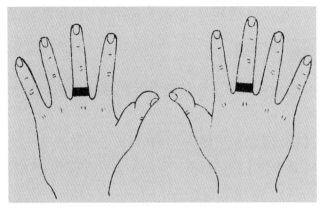

眼

腫（瞼腺炎）、結膜炎、角膜炎、老花眼等。

65 鼻

【反射區位置】位於雙手手背面中指近節指骨段中1/3處。

【手法】拇指按揉法、拇指點按法及滾法，做36次。

【適應證】鼻塞、急慢性鼻炎、過敏性鼻炎、過敏性

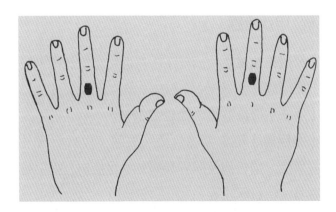

哮喘、鼻出血、鼻竇炎、上呼吸道感染及鼻塞等。

66 上下頜

【反射區位置】位於雙手手背面中指近節指骨段下1/3處。

【手法】拇指按揉法及拇指點按法，做49次。

【適應證】口腔潰瘍、牙痛、上下頜關節病、口腔發炎、牙周病、打鼾及牙痛等。

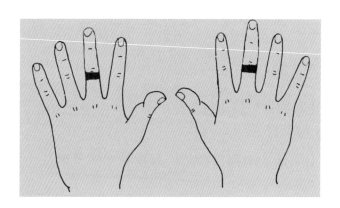

67 甲狀旁腺

【反射區位置】位於雙手手背面中指中節指骨底、指骨頭上下兩側。

【手法】拇指掐法，做1～2分鐘。

【適應證】更年期綜合徵、失眠、皮膚疾病、過敏症、痙攣症、婦科病及筋骨酸痛、手足搐搦、指甲脆弱、神經衰弱、噁心嘔吐等。

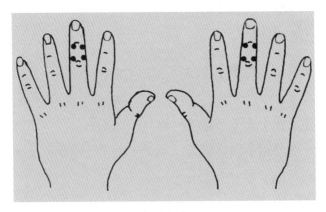

甲狀旁腺

68 甲狀腺

【反射區位置】位於雙手手背中指中節指骨垂直中線的兩側。

【手法】拇指掐法，滾動法及刮法，做1～2分鐘。

【適應證】甲狀腺炎、肥胖症、月經不調、閉經、痤瘡、失眠及甲狀腺腫大、甲狀腺功能亢進或低下、心悸、神經衰弱、內分泌功能失調等。

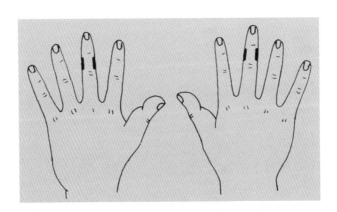

69 扁桃腺

【反射區位置】位於雙手手背面中指遠節指骨段的兩側。

【手法】拇指按壓法，做1～2分鐘。

【適應證】扁桃體炎、咽炎、上呼吸道感染及發熱、免疫功能低下等。

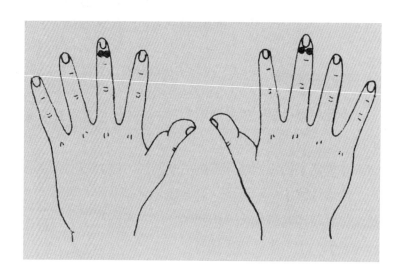

70 耳

【反射區位置】位於雙手第五掌骨頭尺側面，膚色赤白相接部。

【手法】拇指點按法及拇指掐法，做1～2分鐘。

【適應證】中耳炎、眩暈症及耳鳴、重聽等。

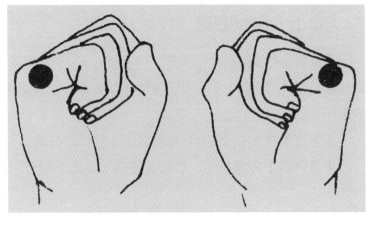

耳

71 坐骨神經

【反射區位置】位於雙手小指近節指骨頭與中節指骨底相接部尺側面膚色赤白連接處。

【手法】主要用點法，做1～2分鐘。

【適應證】坐骨神經痛、腰腿痛等。

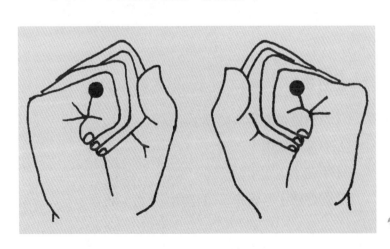

72 上、下身淋巴腺

【反射區位置】上身淋巴腺位於手部第五掌骨底與腕骨相接尺側的凹陷處。下身淋巴腺位於手部第一掌骨底與腕骨相接橈側的凹陷處。

【手法】拇指按揉法及拇指點按法，做1～2分鐘。

【適應證】各種炎症、肌瘤及發燒、免疫功能低下等。

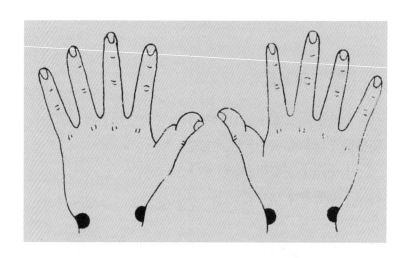

73 舌尖點

【反射區位置】位於雙手手掌面，中指近節指骨頭與中節指骨底連接處。

【手法】主要用點按法，做1～2分鐘。

【適應證】心臟病、口腔潰瘍及舌尖痛等。

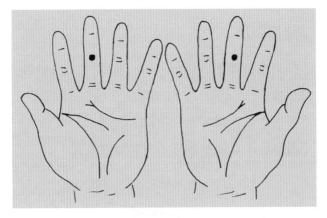

舌尖點

74 舌根

【反射區位置】位於雙手手背面，中指中節指骨頭與
遠節指骨底連接處。

【手法】主要用點按法，做1～2分鐘。

【適應證】口腔潰瘍及舌根痛、喉痛等。

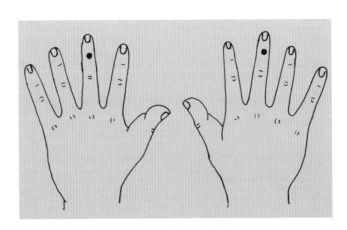

75 血脂區

【反射區位置】位於雙手中指的尺側面和橈側面膚色赤白連接處。

【手法】拇指推按法，做64～72次。

【適應證】高血脂症及血液黏度濃稠等。

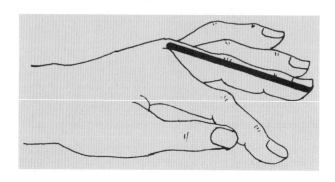

76 三叉神經

【反射區位置】位於手背中指近節指骨底兩側凹陷處。

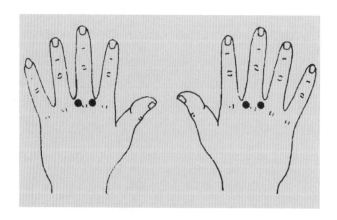

【手法】拇指按揉法，定點按揉24～36次。

【適應證】偏頭痛、腮腺炎、三叉神經痛、失眠、頭面部的疾病及神經衰弱等。

77 血糖區

【反射區位置】位於雙手食指中節指骨段的尺側面，無名指中節指骨段的橈側面。

【手法】拇指推按法，做18～36次。

【適應證】糖尿病及血糖紊亂等。

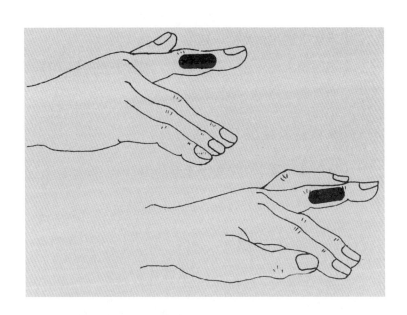

78 乳　腺

【反射區位置】位於掌根部大小魚際上端，掌面喉反射區的兩側。

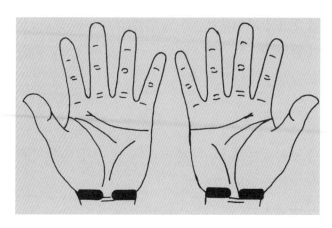

乳 腺

【手法】拇指推按法，橫向推按36～72次。

【適應證】乳腺炎、乳腺增生、胸膜炎及胸痛、經前乳房充血疼痛、胸悶、胸部軟組織損傷等。

79 腹腔神經叢

【反射區位置】位於雙手手掌的中心。

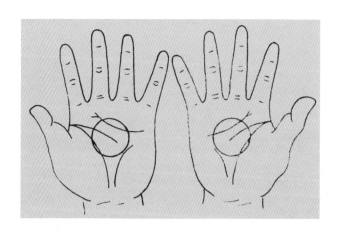

【手法】拇指推按法及拇指按揉法，做18～36次。

【適應證】胃痙攣、腸痙攣、神經性胃腸疾病、失眠、高血壓及腹脹、腹瀉、胸悶、打呃、頭痛、神經衰弱、虛脫、休克等。

80 下丘腦

【反射區位置】位於手掌面中指遠節指骨段指腹肉球橈側。

【手法】點按法，或藉助按摩棒、牙籤點按，做59次。

【適應證】糖尿病、高血壓、低血壓、哮喘及內分泌失調、消化不良、血糖紊亂、發熱等。

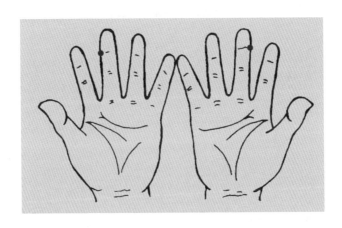

81 松果體

【反射區位置】位於手掌面中指遠節指骨段指腹肉球尺側。

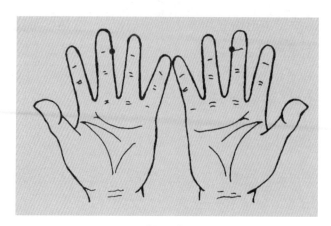

松果體

【手法】點按法，或藉助按摩棒、牙籤點按，做
49～81次。

【適應證】失眠及發育異常、內分泌失調等。

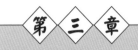

疾病逃不脫的「五指山」
──季氏五指診斷法

　　當你伸出雙手，你身體的秘密就已經暴露無遺了。我們的手指會告訴我們許多身體的秘密。由觀察五指的粗細、長短，有無歪曲，各指比例是否正常，是否有斑點等，可以得到很多身體疾病的訊息。

五指與五行

　　五指生來有短長，三長兩短不一般。

　　五指為五行所化，為五臟之端，為五志之態，故兼天地之靈，蘊天地造化之機。中醫推拿學的小兒推拿中，運土入水而止瀉。運水入土以養脾，心火旺盛清心經，平肝瀉火清肝經，即基於此理。而氣功中之手印，道家之掐指訣，亦與指掌五行制化有著密切的聯繫。

五行	木	火	土	金	水
五指	食指	中指	拇指	無名指	小指
五臟	肝	心	脾	肺	腎
五腑	膽	小腸	胃	大腸	膀胱
五味	酸	苦	甘	辛	鹹
五化	生（發芽、飛騰）	長（成長）	化（開花結果）	收（收穫）	藏（收藏、潛伏）

　　中國五行學說認為，世間萬物均有五行屬性，同一屬性間相互感應。五行與五臟是對應的。五行即木、火、土、金、水，天地萬物在五行相生與五行相剋的相互作用下，對人類產生相生相養的作用。

　　根據中醫陰陽五行理論，將手五指分為：

　　拇指屬土，遠節指骨段為脾，近節指骨段為胃。

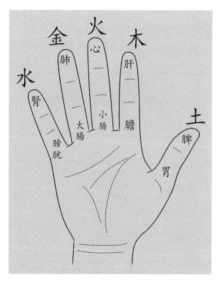

手指五行圖

食指屬木，遠節指骨段為肝，近節指骨段為膽。

中指屬火，遠節指骨段為心，近節指骨段為小腸。

無名指屬金，遠節指骨段為肺，近節指骨段為大腸。

小指屬水，遠節指骨段為腎，近節指骨段為膀胱。

拇指——脾胃相連

拇指（脾、胃），五行屬土。

拇指指腹圓鼓，非常飽滿，用手壓能很快彈起來，提示脾臟健康；若壓下去，彈起來比較慢，提示脾臟功能失調；若壓下去彈不起來，彈性很差，提示脾臟有實質性問題，多數為貧血，造血功能失調，女性有崩漏。

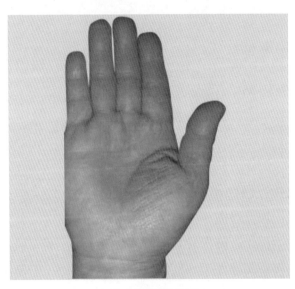

拇指指腹圓鼓飽滿

拇指指腹扁平，提示脾胃不和，憂思傷脾，性格憂鬱，易患抑鬱症。

拇指扁小不易彎曲，提示脾胃虛弱，易患腦中風。

拇指指腹乾癟凹陷，提示脾臟統血不好，脾氣不足，功能虛弱，易出現消化不良、便秘、腹脹等。

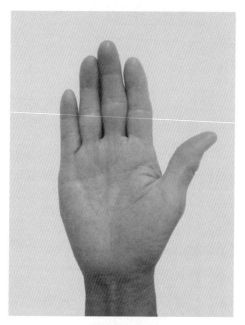

拇指指腹扁平

拇指指腹凸起，說明脾臟功能亢進，致使脾生血不足，易出現流鼻血、便秘、月經不調等。

雙手拇指近節指骨掌面紋理散亂，提示患有頭痛、失眠，若僅出現在左手，則偏左側頭痛及失眠；若僅出現在右手，則偏右側頭痛及失眠。

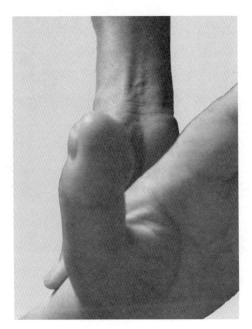

拇指指腹凸起

拇指近節指骨段皮膚粗糙，手感像土粗布，提示患有胃炎或胃潰瘍。

食指──肝膽相照

食指（肝、膽），五行屬木。

食指指腹凹陷，不飽滿，壓下彈不起來，提示肝臟藏血不足，肝氣不足。

食指指腹凸起，提示肝陽上亢，易患高血壓。此類人易怒、易激動、多疑。

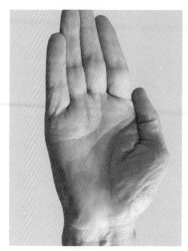 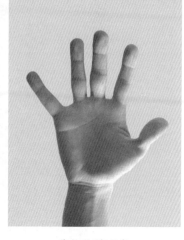

拇指指腹凹陷　　　　　　　　食指指腹凸起

　　食指指尖向橈側（拇指方向）彎曲，提示患肝炎的可能性較大，且多屬肝陰虛。在食指遠節指骨段橈側觸摸到沙粒狀，提示肝臟上可能有血管瘤。

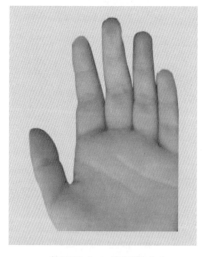

食指指尖向橈側彎曲

食指指尖向尺側（小指方向）彎曲，提示肝陽虛，患有脂肪肝。在食指遠節指骨段尺側觸摸到沙粒狀，多為囊腫，或其他腫瘤。

整個食指向尺側（小指方向）彎曲，提示肝疏泄功能失調，易疲勞，易怒，女性月經不調，性子急；男性多脂肪肝，好喝酒。

食指彎曲，與中指合攏有空隙，提示膽囊不好，或有膽汁反流性胃炎；若同時在彎曲的食指觸摸到沙粒狀、顆粒狀，提示患有膽石症。

食指指根掌側紋理散亂，提示易出現頭痛、失眠、多夢。

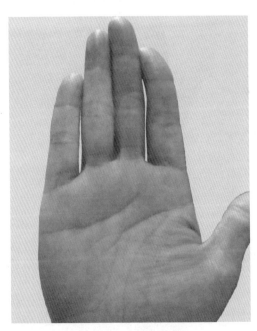

食指指尖向尺側彎曲

中指——牽心掛腸

中指（心、小腸），五行屬火。

中指指腹凹陷，提示心氣不足，心肌缺血，有可能造成腦缺氧，供血不足，易發生昏厥。

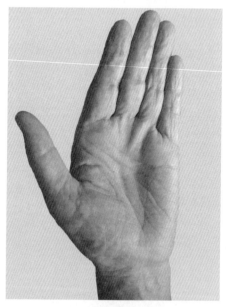

中指指腹凹陷

中指指腹凸起，觸摸有木螺紋感，提示心律不整，心動過速。

整個中指向橈側（拇指方向）彎曲，提示心動過緩，心陽虛，易造成失眠或頭痛。

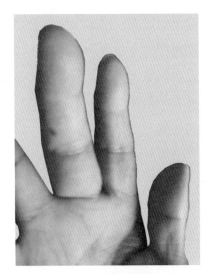

中指指腹凸起

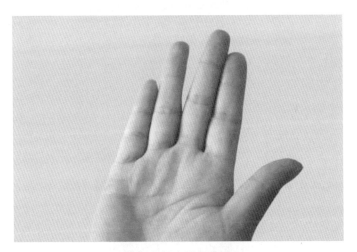

整個中指向橈側彎曲

　　中指指尖向橈側（拇指方向）彎曲，提示心臟出現了實質性病變，要注意血管狹窄、二尖瓣閉合不全、冠狀動脈硬化等。

中指指根向橈側彎曲，提示小腸有炎症。

整個中指向尺側（小指方向）彎曲，提示心動過速，心律不整，易出現頭暈、失眠及偏頭痛（左手出現左側偏頭痛，右手出現右側偏頭痛）。

中指指尖向尺側（小指方向）彎曲，提示心臟肥大；同時，在中指尺側觸摸有小包塊，提示心肌增生肥大。

中指指根向尺側（小指方向）彎曲，提示小腸吸收功能差，易出現腹瀉。

中指指根掌側紋理散亂，提示吸收功能差，消化不良。

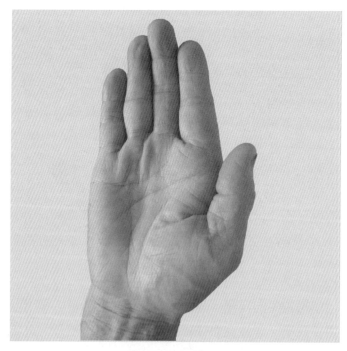

中指向尺側彎曲

無名指——肺腑之言

　　無名指（肺、大腸），五行屬金。

　　無名指指腹凹陷，提示肺的水液代謝差，功能下降，易出現盜汗和打鼾。

　　無名指指腹凸起，提示肺功能失調。

　　無名指遠節指骨段向橈側（拇指方向）彎曲，提示患有肺炎、支氣管炎。

　　無名指近節指骨段向橈側（拇指方向）彎曲，提示患有結腸炎，易出現便秘或腹瀉。

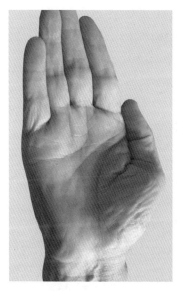

無名指指腹凹起

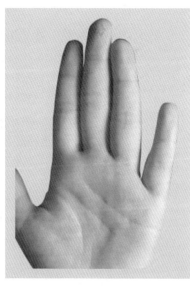

無名指向橈側彎曲

無名指向橈側（拇指方向）彎曲，中指向尺側（小指方向）彎曲，提示患有肺炎，易引起肺心病。

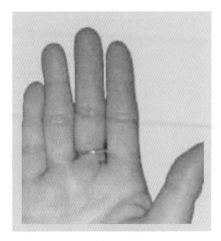

無名指向尺側彎曲

無名指向尺側（小指方向）彎曲，不常見，提示肺部疾病較嚴重，多數為肺癌晚期。

無名指近節指骨段向尺側（小指方向）彎曲，提示直腸有問題，易患痔瘡。

無名指指根掌側紋理散亂，提示患有升結腸、降結腸疾病。

無名指指根彎曲，提示胰腺有問題，易出現腹脹、腹瀉。

小指——「腎」生不息

小指（腎、膀胱），五行屬水。

小指指腹凹陷，提示患有生殖系統疾病。

小指遠節指骨段向橈側（拇指方向）彎曲，提示腎陰虛（手、腳發熱），腎有炎症；同時若觸摸有小棱狀、沙粒狀，提示患有腎囊腫。

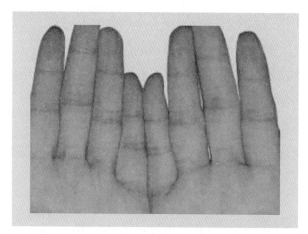

小指指腹凹陷

　　整個小指向橈側（拇指方向）彎曲，提示患有生殖系統疾病。女性多為月經不調，若同時中節指骨段觸摸有沙粒狀、包塊狀，提示患有子宮瘤、卵巢囊腫。

　　小指指根部向橈側（拇指方向）彎曲，提示膀胱有炎症。

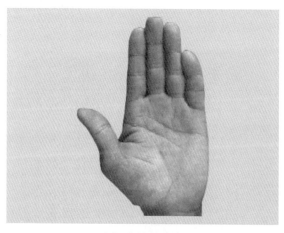

小指向橈側彎曲

小指遠節指骨段向尺側（小指方向）彎曲，提示腎陽虛（手、腳發涼），常有腰痛的感覺。

小指指根掌側紋理散亂，提示患有泌尿系統疾病。

小指與其他幾指不能合攏，提示腎臟有問題。

小指指根部與無名指有空隙，提示患有泌尿系統疾病。男性若同時小指橈側面有橫條紋，提示前列腺肥大或增生。

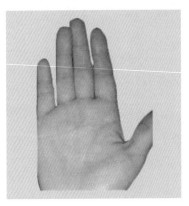 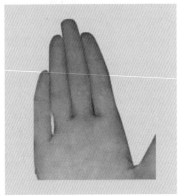

小指向尺側彎曲　　　　　　小指指根部與無名指有空隙

動手動腳，「OK！OK！」

手拇指為陽，其餘四指為陰。拇指為兩節指骨，陽中有陰；食指、中指、無名指、小指有三節指骨，陰中有陽。手背為陽，掌面為陰。左手為陽，右手為陰。手的五指對應五行，小指為水（腎），無名指為金（肺），中指為火（心），食指為木（肝），拇指為土（脾）。

　　手的五指對應經絡循行，小指為心、小腸經，無名指為三焦經，中指為心包經，食指為大腸經，拇指為肺經。

　　手的五指對應人體反射區，小指、拇指為上肢，無名指、食指為下肢，中指為頭面部。

　　足部是足三陰、足三陽6條經脈的陰陽之會，脾、胃、肝、膽、腎、膀胱經6個井穴都在腳趾尖。

　　口形、發聲，都與臟腑運動陰陽調理有關聯，當口喊「O」時，腹部吸進，口喊「K」時，腹部鼓起，等於按摩腹部五臟六腑，對便秘、腸胃疾患都有調理作用。

　　所以，有節奏的運動手足部，就可以調理上下肢、頭面部、臟腑的疾患，平衡陰陽。具體方法是：

1 準備動作

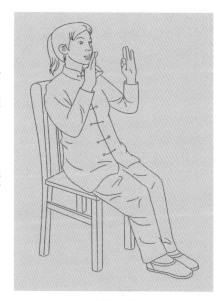

　　取坐姿，雙手置於胸前，拇指、食指指尖相對，小指、無名指、中指伸開，雙腿伸直，面帶笑容，口張開，隨手、足有節奏地運動，同步喊「OK！OK！OK！」。

準備動作

2 調理膝關節、小腿部、肩部、上肢及眼部疾患

雙腿彎曲，腳尖不離地，只磕腳後跟。雙手拇指、食指相對不動，小指、無名指、中指同步上下活動，口喊「OK！OK！OK！」

眼部有疾患的，雙手拇指、食指作圓圈狀置於眼前，口張圓，喊「OK！OK！OK！」。

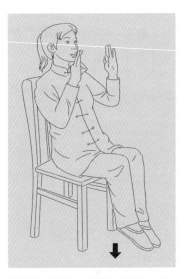

調理膝關節、小腿部、肩部、上肢

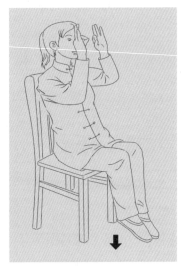

調理眼部疾患

3 調理膕窩、腰部、臀部

雙腿伸直，腳尖盡力上翹勾回，叩腳後跟，雙手拇指、食指相對不動，小指、無名指、中指同步上下活動，口喊「OK！OK！OK！」。

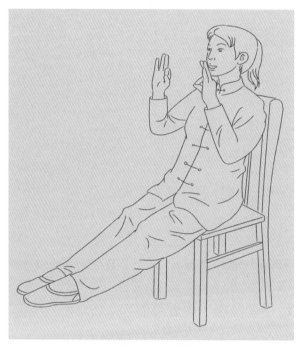

調理膕窩、腰部、臀部

4 調理脾臟、肝臟、腎臟

雙腿垂直，腳尖下叩，腳跟不離地，磕腳尖，雙手拇指、食指相對不動，小指、無名指、中指同步上下活動，口喊「OK！OK！OK！」。

5 調理小腦、頸椎、前列腺、小腿

雙腿彎曲，腳尖不離地，雙腳後跟相對磕擊，雙手拇指、食指相對不動，小指、無名指、中指同步上下活動，口喊「OK！OK！OK！」。

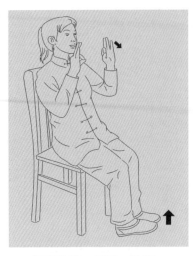

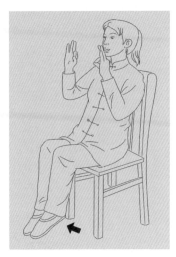

調理脾臟、肝臟、臀臟　　　　調理小腦、頸椎、前列腺、小腿

6 平衡陰陽、調理氣血

雙腿彎曲，雙腳整體上下磕擊，同時雙手拇指微動，其餘四指較大幅度運動，口喊「OK！OK！OK！」。

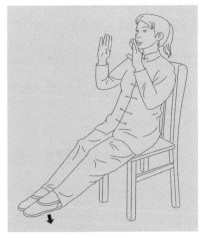

平衡陰陽、調理氣血

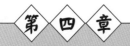

手中有福音，心中有健康
──莫讓生活小問題成為身體大「殺手」

人的身體就像一棵大樹，不良的生活習慣就好比是蛀蟲，長期潛伏在這棵大樹上，日積月累，等到力量積蓄到一定程度，就會誘發各類疾病。

啟惠人生，健康是福

在日常生活中，一些我們習以為常，甚至從來沒有注意的生活細節，如站、走、坐、臥、吃飯、睡覺等，如果平時不注意養成良好的生活習慣，日積月累，就會使我們的身體產生疾病。

比如說吃飯，有的人習慣吃得特別快，有的人習慣嘴發聲響，這些都不好。吃飯時要閉嘴嚼，舌頭攪動，津液分泌就多，消化就好。有的人要求每頓飯都達到十分飽，

這樣才覺得生活滋潤，這也是不正確的。其實吃飯時感覺七八分飽是最好的狀態。

美國做過一個動物實驗。兩群猴子，各100隻。每天吃飯時，一群吃飽為止，一群只吃七八分飽。10年過後，每餐必飽的猴子肚子大，患高血脂症、脂肪肝、冠心病的多，100隻病死50隻；另一群只吃七八分飽的猴子，健康、苗條、精力充沛、活蹦亂跳，100隻僅死了12隻。15年後，餐餐吃飽的猴子都死光了，高壽的都在吃七八分飽的猴子中。

再比如說，很多人坐著愛蹺二郎腿，這樣整個身體軸線就會有變化，骨節發生位移，體內臟腑也會變化，影響氣血的運行，這樣日積月累，必然會給身體招來「隱性殺手」。有的人看電視、看書，歪著脖子、躺在沙發上，時間長了脊柱變形，頸椎也受影響，對我們身體都不好。

還有一些人，尤其是女性，習慣用腳踩抹布擦地板。殊不知，長期這樣下去，會給身體帶來很大的傷害。站立要直，兩條腿受壓要一致，防止胯骨變形。特別是女性，生小孩後骨盆要合攏，更要注意。身體不正，骨盆變形，就會刺激臟腑。

人的身體就像一棵大樹，不良的生活習慣就好比是蛀蟲，長期潛伏在這棵大樹上，日積月累，等到力量積蓄到一定程度，就會誘發各類疾病，比如說高血壓、頸椎病、腰腿痛等，有的疾病甚至會直接危害這棵大樹的生命。因此，注重生活細節，改變一些不良習慣，不但可以避免一些疾病的發生，而且有一定的保健作用。

● 手診與高血壓 ●

小心公交扶手──乘車擠出的高血壓

有個年輕人問我，他一直血壓都正常，也無家族性高血壓，為什麼突然血壓高了。經過簡單詢問，我瞭解到他上下班都是乘坐公共運輸車，單程約1個小時，由於車上人多，他一般都是扶把手站立，用左手上舉拉把手，右手下垂提包。原因就在這裏！

人的雙手是氣血在全身上下循行的調整開關。我們可以試一試，雙手掌心向上，會感覺到自己的氣血往上走；反

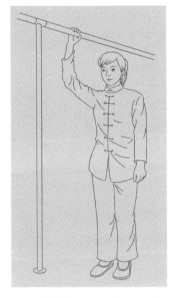

小心「公交族」擠出高血壓

之，雙手掌心朝下，就會覺得氣血往下走。把左手舉起來，氣血向上走；把右手舉起來，氣血朝下行。

乘坐公交車時，我們最好手平扶；如果扶把手，雙手要輪換。再加上公交車上人多，空氣不易流通，有些人的血壓自然會升高。所以，建議「公交族」（搭乘公車、捷運、火車等上班的人）在下車後，不妨將右手舉起5分

鐘，身體再轉5圈，調整一下自己的血壓。

被忽視的睡姿——睡覺也能引發高血壓

人的睡覺姿勢千奇百怪，有仰臥、側臥、弓臥等，而且在睡覺的過程中，還會無意識改變睡姿。你在意過你的睡姿嗎？其實，不正確的睡姿會引發各種疾病，正確的睡姿會治療疾病。

我有一個朋友，今年春節來家看望我。閑聊中，我得知他最近檢查出患有高血壓，而且早上起床會頭暈。經過仔細詢問，他說，他近年來睡覺養成了一個習慣：仰臥，

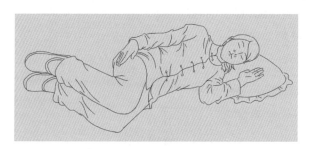

左手高於頭睡覺，升血壓

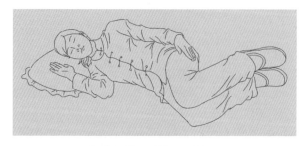

右手高於頭睡覺，降血壓

而且喜歡將左手放在頭頂。原來導致他患高血壓的罪魁禍首就是這個被忽視的睡姿。

睡覺也能引發高血壓。睡覺時，左手放頭上，血壓升高；右手放頭上，血壓下降。

此外，向右側弓臥，也可以調整血壓。弓形的臥位，有利於全身肌肉最大限度地放鬆，使身體得到充分休息。右側臥位有一個好處，就是避免對心臟的壓迫，因為心臟在胸腔的左側，側臥時應讓心臟在上面，有利於血液循環，從而調整血壓。

另外，老年人的內臟肌肉會變得鬆弛無力，胃腸蠕動減慢，朝右側臥位便於胃內的食物向十二指腸推進，有利於胃腸的消化吸收，供給全身更多營養。

正確的睡姿，可以治療高血壓；錯誤的睡姿，可以引發高血壓。我們一定要注意生活中這些看似不起眼的細節。

事半功倍——手療調理高血壓

高血壓是一種慢性常見病，發病率高，可引起嚴重的心、腦、腎等多種併發症。從目前來看，高血壓也是導致心腦血管病死亡的主要因素之一。一般情況下，成年人正常的血壓為收縮壓≤140毫米汞柱(mmHg)，舒張壓≤90毫米汞柱(mmHg)。高於此數值，即視為高血壓患者。

2009年2月，我被北京電視臺《生活面對面》節目邀

請講解手診手療，當講到高血壓的調理方法時，主持人建議現場為觀眾做按摩調理。

我任意請了一位患有高血壓的女士，調理前護士為她測量的血壓是174/96毫米汞柱（mmHg）。在我指導下由主持人對她進行按摩調理，經過幾分鐘的手部按摩，護士當即為她測量的血壓值為134/86毫米汞柱（mmHg）。當護士將第二次為她測量血壓值告訴大家的時候，我看到了現場所有人流露出驚異的目光。

其實，要想降壓，你不妨試一下手部反射區按摩的方法，根據我多年的臨床經驗，這種方法效果很明顯。

操作也很簡單：一隻手與心臟同高，五指分開，掌心向下，用另一隻手的拇指和中指的指腹輕輕貼浮於中指血壓反映區上，用浮摸手法單向運動，從指尖向指根緩緩推動81次。做完一隻手再做另一隻手，最好每天早、午、晚各做1次。

當然高血壓目前是世界醫學難以攻克的一個難題，如果你學會在反射區調理，再配以治療高血壓的藥物，高血壓還是可以控制的。

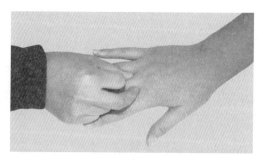

調理高血壓

給自己看病──手部診斷高血壓

中指橈側為高壓反映區，尺側為低壓反映區。主要觀察手指中間段。將中指每一節分為8等分，每等分為10毫米汞柱（mmHg），由指根向指尖方向計算血壓。

手部檢測血壓有3種方法：一看，二摸，三掐。

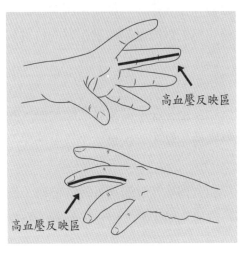

高血壓反映區

高血壓反映區

血壓反映區

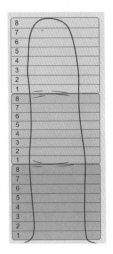

中指每節分為8等分

① 一看

先在中指中節和遠節指骨段看高壓反映區，主要範圍120～200毫米汞柱（mmHg）；再在中指尺側近節指骨段和中節指骨段看低壓反映區，主要範圍40～120毫米汞柱（mmHg）。將食指稍勾回，在血壓區觀察點、斑、條和隱隱約約的顏色存留。不論什麼顏色均是診斷的依據。

有的人血壓點多，屬血壓不穩定。（後天型的，為服藥血壓變化點；精神型的，情緒好血壓低或正常，情緒差，血壓高）還有條狀色帶，有一血壓範圍，同屬血壓不穩定，多為遺傳性的。

2 二摸

血壓反映區無點、斑，但顏色看似正常。用浮摸法從手指跟向指尖滑動，輕輕一推。推後一秒內出現血回流現象，最早出現的顏色變化點的地方就是血壓定點的位置。

3 三掐

查高血壓，用拇指和食指掐在中節指骨段的尺側，觀察高壓反應區的顏色特殊變化點（紅、白），最深的點為血壓點。

查低血壓，用拇指和食指掐在近節指骨段的橈側，觀察低壓反應區的顏色特殊變化點（紅、白），最深的點為血壓點。

● 手診與糖尿病 ●

莫讓「糖衣炮彈」摧毀你的健康防線

我有一個學生，是個「80後」。由於從小家庭比較殷實，父母百般呵護，讓孩子吃各種營養品，生怕營養不

夠。他從小養成了吃奶油蛋糕、喝可樂的習慣，如果沒有可樂，就拿甜飲料代替，從來不喝白開水。他平時的零食也以甜食為主，尤其愛吃巧克力。他10歲的時候體重達50公斤，隨著年齡的增長，體重不斷攀升。

因為嚴重肥胖，讓他吃盡苦頭。後來參加工作不久，就患上了糖尿病、脂肪肝。

也許，對於很多人來說，可樂和甜食的誘惑是難以阻擋的，但我們一定要有所克制。這些「糖衣炮彈」將會給我們帶來終身的煩惱和痛苦。

貴在治本——手療調理糖尿病

隨著人們物質生活水準的不斷提高，糖尿病患者的數量也呈遞增的趨勢。這種在西方被稱為「三多一少症」（吃得多、喝得多、尿得多，體重減輕）的「富貴病」，極易引發多種併發症，所以，很多人患上糖尿病後精神壓力和經濟壓力會很大，甚至「談糖色變」。

其實，糖尿病是可防可治的，只要你樹立信心，加強防治，就算得了糖尿病，你仍然可以活得很好，仍然可以享受美好的人生。

2006年3月，西安市民政局的一位朋友找到我，非常痛苦地向我訴說了他患糖尿病以來的身體狀況以及情緒變化。我隨後對他進行了檢查，告訴他不要有負擔，反射療法可以調理糖尿病。

根據他的實際情況，我給他制定了反射區治療方案。經過大約3個月的治療，他的血脂、排便基本正常，空腹血糖維持在7.8以下，體重增加了1公斤。糖尿病有了明顯改善。後來，我將治療糖尿病的手療技巧告訴了他，讓他在家裏自己調理。去年，我們在大街上偶遇，他面色紅潤，精神飽滿，說現在基本不用吃藥，血糖也很穩定，有信心活到100歲。

糖尿病是人體胰島素供需不平衡的代謝性疾病。人體胃的後下方有一條狀器官叫胰腺，其分泌的胰島素是人體唯一能夠降低血糖的激素。當人體受各種因素影響致胰島素分泌不足或「質量」下降時，體內血糖就會升高，當血糖升高超過一定範同，葡萄糖就會從小便排出，形成糖尿病。如果我們從中醫的血氣理論來分析糖尿病的成因，便知道當人體的血氣長期處於透支狀態時，人體就必需抽取身體儲存的養分來使用。

這就是中醫常說的「陰虛」體質，這時使用儲存能量的透支情形，就稱之為「火」。此時人體臟器內的血液會逐漸減少，骨頭中的骨髓也會日漸衰減。當儲存的能量降低到一定程度時，就到了中醫所說的「陰陽兩虛」，此時人體只好開始抽取肌肉裏的能量。

明白了糖尿病的病理成因，我們就要「對症下藥」了。現在我將一些簡單易學的手法教給大家，只要你持之以恒，必會達到預期的效果。

【基本手法】在無名指的橈側，用拇指輕輕地從指尖向指根推動，推4分鐘，越輕越好。另一隻手也推4分

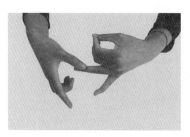

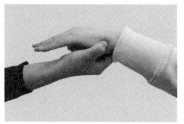

拇指輕推無名指橈側　　　　「腕骨穴」順時針方向旋轉

鐘。再在手部「腕骨穴」順時針方向旋轉揉3～4分鐘（雙手6～8分鐘）。（腕骨穴，手太陽小腸經原穴，在手掌尺側，當第5掌骨基底與鈎骨之間凹陷處，赤白肉交際處。）

給自己看病——手部診斷糖尿病

雙手食指中節指骨段尺側面、無名指中節指骨段的橈

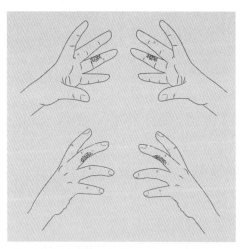

雙手食指中節指骨尺側面、無名指中節指
骨段的橈側面有斑點，是糖尿病的徵兆

側面有斑點，手部膀胱反射區皮膚呈淺紫色並伴有皮下氣泡，是糖尿病的徵兆。

胰臟反射區凸起，提示糖代謝紊亂，按壓時有疼痛感覺，且反射區呈深紅色，提示有糖尿病。

手掌下部與腕線平行的地方有白色、紅色或黃色的斑點，說明身體裏糖代謝不好。

● 手診與頸椎病 ●

什麼習慣讓頸椎病纏上你

有人說，頸椎病最鍾愛3種人：屁股常黏椅子的——編輯、電腦從業人員、會計、作家等長期伏案工作者；受職業病影響的——老師、司機、流水線工人等每天5小時以上保持同一個姿勢的人；人老病自來的——多年積勞成疾，加上平時運動少的中老年人。

其實，不光這3種人容易患上頸椎病，其他行業的很多人也會得頸椎病，為什麼呢？說到底，還是平時生活習慣的問題。

比如說睡覺，人這一輩子大約有1/3的時間都在睡覺，因此，枕頭的選擇就很重要。枕頭不能太高，也不能太低。有的頸椎病患者在認識上有一些誤區，認為患了頸椎病就要枕低枕頭，甚至不用枕頭。這是不對的。一般而言，枕頭的高度應該是與個人拳頭等高為好，枕芯最好是

顆粒狀物，如用穀皮、蕎麥皮、綠豆殼、草籽等填充，而用海綿、棉絮、木棉等填充的枕頭均對健康不利。枕頭的形狀以中間低、兩端高的元寶形為佳。

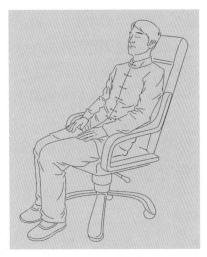

「上班族」午休正確睡姿

再比如，有些人長時間打麻將、看電視，尤其是躺在床上或側臥在沙發上看電視，使頸椎長時間處於屈曲狀態，頸後肌肉及韌帶超負荷，也會誘發頸椎病。

還有一些「上班族」，中午休息時，習慣坐在座位上耷拉著腦袋睡覺，殊不知，長此以往，會給頸椎帶來非常大的傷害。因此，午休或在車上睡覺時，不要向前趴著睡，可採取向後仰躺的姿勢，並在頸部後面墊一個捲裹的衣服或U型頸舒枕等。

頸椎病的另外一個誘因，就是不正確的使用電腦工作姿勢。有一次，我去一家出版社，一進門，一位年輕的編輯就把我迎到了他的辦公室。他的辦公桌是L形的，由於桌上書稿較多，電腦被擠放到辦公桌的右端。他跟我談話時，常常扭著身體或者轉頭去看電腦。再加上人高桌矮，工作時需彎腰低頭。看到這個情景，我問他，平時有沒有感覺手指頭發麻，頸背發酸發痛。他驚奇地看著我說「季

老師，您怎麼看出來的？經常有啊！」

我建議他把轉椅降低，並且調到正對電腦的位置。告訴他工作時彎腰低頭時間太久，經常扭身或轉頭看電腦，不僅頸椎容易出問題，腰肌也會受損。

頸椎病的誘因還很多，只要你有保護頸椎的意識，平時多注意生活細節，改正不利於健康的習慣，難纏的頸椎病自然會離你遠去的。

像呵護臉一樣呵護脖子

有的人，一旦臉上起了小痘痘，就會當成面子大事，倍加關注，而就算脖子徹夜疼痛，也當成小事，不予理會。其實，脖子就像人的臉一樣，需要我們別是早上起床後，頸肩部不適，還牽連到背部，頸背活動也受到限制。後來去醫院檢查，才得知自己患了頸椎病。隨後，她在醫院進行了物理治療——「牽引」，後來又從北京郵購了家庭用的牽引器，雖然花了很多錢，但效果並不理想，往往是「治標不治本」。我聽了她的講述後，建議她試一試按摩治療。她起初並不願意，說自己已經放棄治療了。我當場為她做了手部按摩和手部頸椎牽引，她感覺頸背部一下子輕鬆了很多，希望重新燃起，請我為她繼續治療。3個療程後，她很高興地告訴我，原來的脖子酸、疼、僵的症狀沒有了，四肢和背部的酸疼感覺也明顯減輕了。

《素問‧舉痛論》曰：「按之者，熱氣至、熱氣至則

痛止矣」。按摩手法能起到舒經通絡，活血化瘀，消腫止痛的作用，對於頸椎病的治療也很有效。

1 頸椎不適的養生與保健

在頸椎反射區向心推按3–5分鐘，拈揉頸項3～5分鐘，分推斜方肌3～5分鐘，雙手交替做。

【作用】可起到對頸椎的養護和保健。

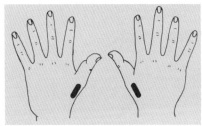

頸椎反射區

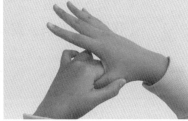

頸椎反射區向心推按

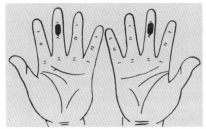

頸項反射區

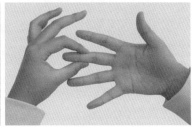

捻揉頸項反射區

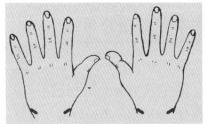

斜方肌反射區

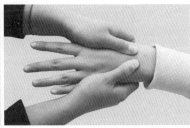

分推斜方肌反射區

2 頸椎疼痛的調理

在頸椎反射區用拇指向心推按，如發現痛點，用手拇指按壓痛點之處，按住後不放，這時張嘴，當嘴張開後，左右轉動頭部1分鐘，然後頭回到正位，閉嘴。接著吸氣，當氣吸滿後閉氣，鬆開壓在痛點上的拇指，呼氣。接下來做另一隻手。兩手交替操作，動作要領相同，每隻手頸椎反射區各做7遍。

【作用】可緩解或調理頸椎疼痛症狀。

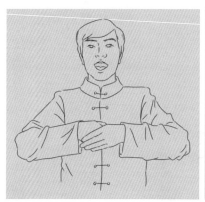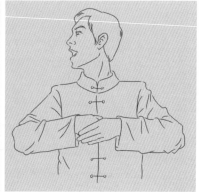

頸椎疼痛的調理

給自己看病——手部診斷頸椎病

如果在手部頸椎反射區發現有淺或深的褐色斑點，用拇指端輕推手部頸椎反射區有疼痛反映，則說明頸椎有問題。

對頸椎反射區觸摸時，若感覺手下有顆粒狀物質存在，則說明有骨質增生或骨刺；若有較寬的條狀感，說明頸椎韌帶彈性不好，肌肉有硬化現象。

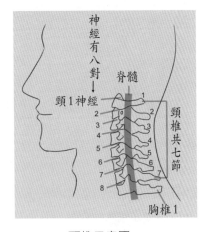

神經有八對↓

脊髓

頸1神經

頸椎共七節

胸椎1

頸椎示意圖

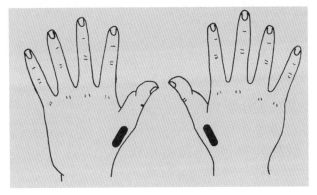

手部頸椎反射區

調整頸椎的方法——「觀音手捧蓮花」

坐姿，頭頂中正，雙目前視，雙手置於胸前，與肩同高，手指向前，掌心朝天，雙手感覺各捧有一朵盛開的蓮花。慢慢向兩側移動，環繞頸部到頭後，手指相對儘量靠

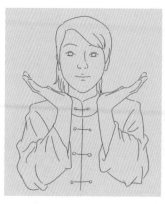

「觀音手捧蓮花」圖1

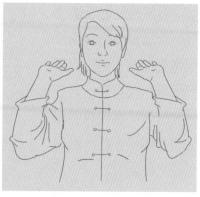

「觀音手捧蓮花」圖2

攏。保持掌心朝天，雙目前看，停留一會，默數 1、2、3、4、5、6、7。再慢慢轉回胸前起始位置。動作要求越慢越好，速度均勻。來回連做7遍。

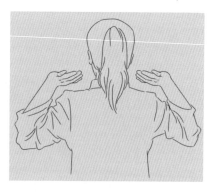

「觀音手捧蓮花」圖3

●手診與胃部疾病●

嘴裏常泛酸水，原來是胃在「搗鬼」

我遇到過一位年輕的記者，2009年，為了寫稿，

他幾次來採訪我。他腦子活絡，工作認真，寫的稿子也好，給我留下了比較深刻的印象。在採訪將要結束的時候，他說由於要趕稿子，最近幾天晚上都在加班，常常餓過頭就會出現胃部反酸的症狀，口裏常常莫名其妙地會冒出很多酸水，讓我給他看看。

我看到他手上的胃反射區有紅點白暈，按了一下，他馬上說疼。我告訴他，這是胃在「搗鬼」，可能是胃炎，建議他到醫院檢查一下。過了幾天，他給我打來電話，說醫院檢查的結果是淺表性胃炎。他很鬱悶，怎麼自己年紀輕輕就得胃病呢？

演員姜文曾經在某醫治胃病的廣告中說過這樣的話：「胃疼，光榮！一定是忙工作忙的。」很多年輕人常常因為忙於工作，不大注意呵護自己的胃，胃不舒服了就吃點藥，將就一下就過去了。其實不然，一旦一些胃腸道疾病悄悄找上你，就會給你帶來很多麻煩，有的會伴隨你一生，有的甚至會威脅生命。

「胃痛」離「胃癌」到底有多遠

生活中，胃痛在老百姓的心目中似乎沒什麼大問題，但一檢查出胃癌，恐怕就有天塌的感覺。那麼，「胃痛」離「胃癌」到底有多遠？

37歲的金先生是某公司的業務主管，經常為生意上的事到處奔波，加班加點，飲食起居沒有任何規律。久而

久之，金先生落下了胃痛的毛病。每次胃病犯得厲害了，他就到藥店買點口服藥來緩解一下，一種藥不止痛了再換另外一種藥。然而時間長了，用什麼止痛劑也無濟於事了。後來，金先生到醫院做胃鏡檢查，竟發現患上了晚期胃癌。

現實生活中，像金先生這樣的胃病患者不在少數，他們總是習慣於胃痛了到藥店買藥自行服用，直到病情反覆發作和加重，才到醫院看醫生。此類患者如果是胃癌，大約95%都是晚期。

其實，從胃痛到胃癌也許只有一步之遙，所以我們不能輕視胃痛，要想預防胃癌，就要從預防胃痛開始。

改變不良的生話習慣是「擴胃」的關鍵

胃之所以不肯好好為我們的身體服務，其主要原因是我們對它太不「尊重」。

1 總讓胃空等，胃只有「消化」自己

胃有自己的作息時間。三餐之時，胃會自動分泌出胃酸及蛋白酶等，等待食物的到來。可是很多白領有不吃早飯的習慣，有時候忙到中午1點多才吃飯，讓你的胃苦苦等候。沒有食物好消化，胃黏膜就這樣赤裸裸地暴露在胃酸裏，長此以往就會受到腐蝕。換句話說，胃酸消化的不是食物，而是你的自己的胃了。另外，不吃早飯，對膽的

功能也會有損害，這恐怕也是為什麼近年來膽結石患者越來越年輕化的原因之一吧。所以，我們一定要養成吃早飯的習慣，早飯不僅要吃，還要吃好。

2 睡眠不足也會引起胃病

關於睡眠和胃病的關係，香港的研究員曾經做過一個試驗：將一組10多隻的老鼠，連續7天困在會轉動的籠子裏，每天只讓該籠子停止轉動1小時，目的是干擾這組老鼠的睡眠；而另一組10多隻的老鼠則如常進食及睡眠。初步結果表明，在睡眠不足的老鼠中，胃潰瘍部分平均12～13毫米，睡眠充足的老鼠則只有4毫米。這說明，睡眠不足也會引起胃病。睡眠不足會降低胃部血流量，令胃部自我保護的能力降低，容易引起胃潰瘍。

因此，對於每一個人來說，尤其是上班族，保持充足的睡眠至關重要，它對於減輕工作壓力和預防胃病有很大的作用。

經常「安撫」胃反射區，讓胃「盡忠職守」

在我們身體的各個器官中，我們可以這樣說，胃是一個情緒化很強的器官。胃病的發生與發展，與人的情緒、心態密切相關。因此，為了讓胃對我們的身體「盡忠職守」，我們不僅要保持精神愉快和情緒穩定，避免緊張、焦慮、惱怒等不良情緒的刺激，還要經常按摩手上的胃反

射區。

　　胃痛的症狀多種多樣。一般來說，偏於寒者，疼痛劇烈，口不渴，喜熱飲，或吐清水痰，溫熱後疼痛有所緩解；偏於積食者，胃部脹滿，厭食、噁心、嘔吐，吐後疼痛減輕，排便酸臭；偏於肝鬱者，胃脹，疼痛放射至兩肋，食少，胸悶，吐酸水；偏於血瘀者，胃部刺痛，固定

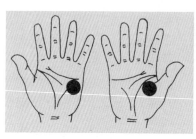

肝反射區

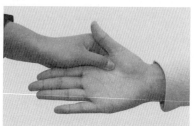

肝反射區用輕力逆時針旋轉揉動

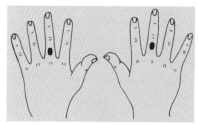

鼻反射區

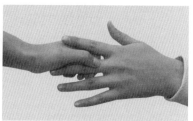

鼻反射區常按不動

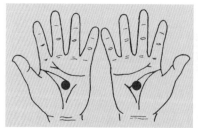

胃反射區

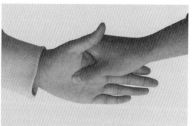

刮按胃反射區

不移，嚴重者食後劇痛，或吐血等。

　　針對以上病因，在手上的按摩方法也有所不同：偏於寒者，在胃反射區用重力刮按數次；偏於積食者，在胃反射區用浮摸法順時針旋轉揉動數次；偏於肝鬱者，除了在胃反射區重力刮數次外，還要在肝反射區輕輕逆時針旋轉揉動49次；偏於血瘀者，在胃反射區輕輕順時針揉壓數次，同時在鼻反射區常按不動。

給自己看病——手部診斷胃部疾病

　　手部胃反射區呈紅色，提示有胃炎；紅片上帶有紫色斑點，提示有淺表性胃炎；呈青灰色，提示有萎縮性胃炎；呈咖啡色，提示有腫瘤。

　　手部胃反射區有深紅色斑點，提示有胃潰瘍。

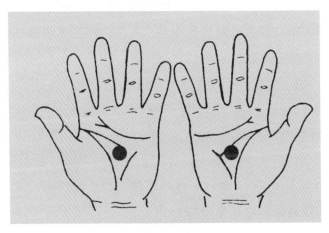

手部胃反射區

撫摸胃反射區，有結節，且質軟，上下浮動，提示胃部有息肉；撫摸胃反射區，有包塊，且質硬，按壓時疼痛，提示胃部有腫瘤。

● 手診與腰部疾病 ●

彎腰拿重物，這樣做對嗎？

2010年春節前夕，有一個編輯來讓我看樣書。我見他彎腰時的動作遲緩，表情非常痛苦。我馬上意識到可能他的腰出現了問題。後來，他對我說，因為要過春節，前兩日公司發禮品，他彎腰從地上抱了兩箱禮品，當時沒有任何感覺。晚上回家後，腰就開始疼，心想休息一晚上，第二天就沒事了。沒想到，第二天早上起床反而更嚴重了。我告訴他，正是因為這兩箱禮品把腰給傷了。他百思不得其解，年輕的時候在工地上打工，鋼筋水泥都是抬起過的，現在怎麼兩箱禮品就把腰傷了呢？

我們知道，人站立時，脊柱承受的能力為19公斤；坐時，脊柱和大腿成90度，脊柱承受力為6公斤多一點；平躺時，脊柱承受的能力為3公斤多一點；而彎腰時，脊柱承受的能力大大增加，彎腰拿20公斤物體，脊柱承受能力為340公斤。所以，我們要學習舉重運動員，應下蹲拿，以減輕脊椎承受的壓力。

不要彎腰拿重東西，以防傷腰。腰部在不正確的姿勢

下負重，會造成突然扭閃，可能引發腰椎間盤突出和腰部慢性損傷。

久坐傷腰，你的腰一定累壞了

2009 年春天，某公司的一位副總經理來到我辦公室，說是腰痛得厲害，找了幾家大醫院都沒有看好，經一個老中醫介紹來到我這裏。我仔細詢問了他的日常作息，發現這位經理每天在辦公室坐的時間長達 8 小時，甚至更多，開車大約 1 小時，在書房坐著看書或在沙發上看電視大約 2 小時，有時應酬吃飯又會坐 2 小時等。

我們來算一下，這位經理每天正常情況，至少要坐 11 個小時，甚至更多。這樣長時間地坐著，腰是會很累的。再加上現在的中年人，大多發福，腰上承擔的重量就隨著體重的增加而增加。鑒於此，我給這位副總經理當即進行了按摩治療。大約過了兩個星期，他給我打電話說，有些效果了，他的腰已經不像以前那樣痛了。我讓他繼續堅持，最重要的是改變久坐的習慣。

為了保護我們的腰，在日常生活中就要注意預防，千萬不能再久坐了。晨起最好活動一下腰部，比如前後伸腰、左右旋轉等，使因放鬆一晚上變得膨脹僵硬的腰，逐步適應負重。此外，要多游泳，尤其是蛙泳，可以保障脊椎間組織的營養供應，維持它的彈性，提高脊椎抵抗外來衝擊的能力。

多搓手背，防治腰痛

腰痛是一種常見的身體症狀反應，其病因多為感受外邪、腎虛精虧、閃挫跌撲、氣血瘀滯所致。腰痛常常以女性居多，無論是青春期少女還是中老年婦女，她們的一生中或多或少都會有腰痛的經歷。如果男性腰痛的原因不明，建議到醫院做一個相關的檢查，以免貽誤病情，造成不必要的傷害。

多搓手背，可以防治腰痛。人的手背有多個反射區，其中腰椎和腎反射區就在掌背中指指關節以下，經常搓手背，實際上就是在給這些反射區按摩，可以達到保健的目的。

這裏，我再介紹兩種養護和調理腰椎的按摩手法：

1 腰椎的養護與保健

用食指和中指在手背處向心推按手部腰椎反射區3～5分鐘，雙手交替進行。

【作用】起到對腰椎的養護與保健。

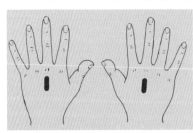

腰椎反射區

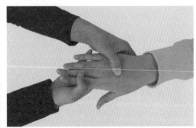

推按手部腰椎反射區

2 腰椎疼痛的調理

用一手拇指推按另一手腰椎反射區，如在推得過程中發現有痛點則按住不放，這時活動腰部，向左轉動（環轉）9圈，然後再向右轉動（環轉）9圈，停下來，換手做，動作要領相同，連做7遍。

【作用】起到緩解腰椎壓力或調理腰椎疼痛。

對於腰椎間盤突出的患者，可以集中精力，針對相應反射區做牽引和按摩。

牽引的基本方法是（此方法需找人協助）：一隻手找準手部腰椎反射區的相應點，同時根據患者突出部位和方向進行推壓擠按，然後讓患者吸氣、閉氣，施術者鬆開牽引的手，當施術者完全鬆開後，患者再吸氣，最後鬆開按壓的手。

牽引後可配合以下按摩

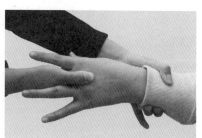

腰椎間盤突出涉及的反射區　　手部腰椎反射區牽引

方法：腰椎、骶骨、尾骨反射區各向心推按59次，大腿外側、小腿外側反射區各離心推49次，臀部、坐骨神經點隨時點按直到疼痛緩解。

給自己看病——手部診斷腰部疾病

　　觸摸手背腰椎反射區，有條索狀（刀片刀一樣的感覺），按壓時有明顯疼痛，提示有腰椎間盤突出；有沙粒狀，提示有腰椎骨質增生或骨刺。

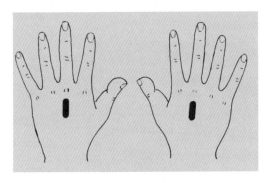

腰椎反射區

●手診與前列腺疾病●

哪些因素會威脅到男人的前列腺健康

　　現在前列腺疾病，尤其是前列腺炎，頻頻侵襲男性健

康，已經成為最常見的男性高發疾病之一。這種病，不僅讓患者身體遭受巨大的痛苦，而且讓很多男性丟失了信心，甚至對生活和工作也失去了熱情。既然前列腺疾病對男人危害如此之大，那麼在日常生活中，哪些因素會威脅到男人的前列腺健康呢？

1 久坐的人容易患上前列腺疾病

久坐不利於前列腺健康，如長途車司機、出租車司機、辦公室工作人員等都容易因為久坐而患上前列腺炎，再比如一些愛打麻將的人也容易患前列腺疾病。

為什麼呢？原因在於一方面腹壓對前列腺的壓力加大；另一方面，坐姿時，前列腺體處於水平位上，它的尿道前列腺部和開口於前列腺腺管處於同一平面位置上，如尿中有細菌，容易逆行進入腺管造成炎症。

2 過度飲酒也傷前列腺

過度飲酒很容易誘發感染和促進前列腺增生。有句俗語叫「無酒不成席」，中國人對酒很鍾愛。尤其是工作中應酬多的男人，由於經常要與酒打交道，久而久之形成了一種對酒精的依賴。

為什麼酒會引起前列腺疾病呢？喝酒的時候可以使得全身的毛細血管充血，造成輕度的水腫，前列腺也不例外，而前列腺周圍都是肌肉纖維結締組織，所以水腫主要是向腺體內腫，容易被感染和出現前列腺增生。

③ 個人衛生和心態也很重要

男性要格外注意個人衛生，尤其是生殖泌尿器官集結的下身部位，清潔衛生不好，各種微生物包括細菌、病毒等就可能由尿道進入體內引起尿路感染而誘發前列腺疾病。

面對快節奏的生活、高壓力的工作，男性朋友還要保持積極的心態和良好的情緒。一個懷著長期壓抑情緒的人，他的血中免疫球蛋白的水平比正常人低，他患感冒、胃潰瘍、前列腺炎，甚至癌症的可能性就比正常人大得多。

遠離不良習慣，護衛前列腺健康，是每個男人都應該重視的問題。在日常生活中，男性朋友一定不要疏忽大意，不要放鬆對於前列腺的保護。

自然療法對前列腺疾病的神奇作用

3年前，一位前來就診的張先生讓我印象很深。年過40歲的張先生，初次來見我時就很緊張，坐在椅子上不停地搓手。為了消除他的緊張，我先與他攀談起來。經過談話，才知道，張先生有些難言之隱。他在5年前就因為尿頻、尿急並伴隨有射精疼痛而去醫院求治。當時，醫生只是憑經驗認為他得了前列腺炎，開了一些的抗生素的藥給他服用。用了一段時間的藥，效果並不明顯。他又去找了醫生，結果又開了不少抗生素，讓他繼續服用。但是，服用醫生開的藥物，只能暫時緩解症狀，時間一長就又不

管用了。夫妻關係也因此不和諧起來，妻子甚至懷疑他是不是在外面「招惹」了什麼不乾淨的病。

為了能徹底治好病，他找了很多醫學專家，也試過一些雷射之類的治療，效果都不好。後來，聽他的一位朋友說，在我這裏調理好了前列腺肥大，就來讓我也給他看看。根據他的病情，我給他制定了調理方案。他按時來我這裏調理，回家之後再做一些輔助治療，效果很好。

其實，自然療法也可以治療前列腺疾病。只要我們樹立信心，堅持治療，會收到很好的效果。下面，我把調理前列腺炎的手部按摩方法教給大家，如果你感覺效果好，千萬不要放棄。

【按摩手法】前列腺反射區離心推刮36次，兩腎反射區相對按揉36次，輸尿管反射區離心按36次，膀胱反射區順時針按揉36次，尿道反射區離心推36次，睪丸反射區向心按揉36次，脾反射區順時針按揉64次，腰椎、

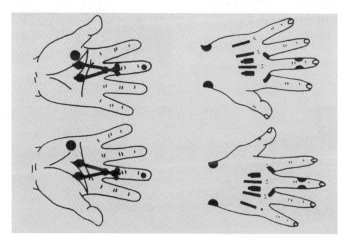

前列腺疾病涉及的反射區

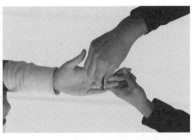

離心按輸尿管反射區

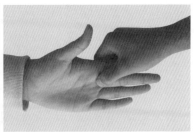

按揉膀胱反射區

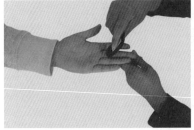

離心推尿道反射區

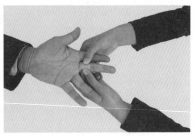

按揉睪丸反射區

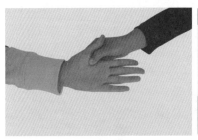

按揉脾反射區

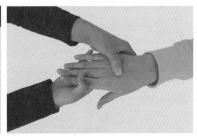

向心推腰椎反射區

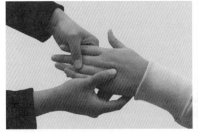

向心推　骨反射區

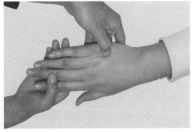

向心推尾骨反射區

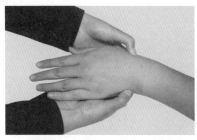

按揉上、下身淋巴腺反射區

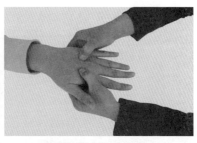

點按腎上腺反射區

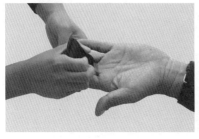

推刮前列腺反射區

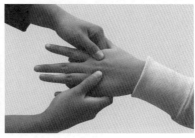

按揉兩腎反射區

骶骨、尾骨反射區各向心推59次，上、下淋巴反射區向心按揉81次，腎上腺反射區點按81次。

　　此外，前列腺疾病的治療不能見好就收，這種病很容易復發，所以在日常生活中學會科學地自我調理也很關鍵。比如，要堅持適當的體育鍛鍊，運動可以改善血液循環，促進前列腺液分泌增多，將細菌毒素沖淡，也能幫助藥物吸收，增強抵抗能力；要多飲水，多排尿，透過尿液經常沖洗尿道，幫助前列腺分泌物排出，以預防感染；忌食辛、辣、刺激性食物，戒菸、酒，保持大便通暢，減少誘發前列腺炎的因素。再比如，要規律性生活，保持外生殖器的清潔，少穿或不穿緊身內褲等。這些對預防前列腺炎的復發及治療都是很有益處的。

137

給自己看病──手部診斷前列腺疾病

　　手部前列腺反射區呈紫紅色，提示有前列腺炎。觸摸該區域，凸起或有腫脹感，提示前列腺肥大。

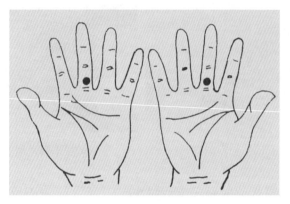

前列腺反射區

●手診與婦科疾病●

「要風皮不要溫度」惹的禍

　　很多女性，遇到月經不調或者痛經時，往往會懷疑自己是否患上婦科疾病。其實，痛經或月經不調不一定是婦科疾病的原因，有時候是因為平時受涼、長期心情不好、壓力大等引起的，還有的是因為飲食過飽、過饑，或偏食、挑食，或食物過熱過涼等引起的。

　　我們經常會看到，天氣很冷了，大街上還有一些女孩子穿著非常單薄的衣服，刻意凸現自己苗條的身段。這樣做，可能當時覺得很好，但後來就會慢慢地發現月經不再按時造訪了，有時一個多月或是兩個月來一次，量也比以前少了許多。如果出現這些情況，還不及時調整生活習慣，繼續讓身體受涼，那麼很可能會出現更嚴重的情況：嚴重的痛經，渾身冒冷汗，痛得厲害時甚至出現嘔吐。

　　事實上，女性身體受寒，尤其是經期受寒，會使盆腔內的血管收縮，導致卵巢功能紊亂，可引起月經量過少，甚至閉經。

　　我們的身體喜歡溫暖的環境，女性尤其要注意保暖。經期要防寒避濕，避免淋雨、涉水、游泳、喝冷飲等，尤其要防止下半身受涼，注意保暖。

　　此外，飲食不注意也會引發女性月經不調或痛經。比如，平時吃過多的辛辣助陽食物，會導致脾胃積熱，血海不寧，導致月經過多、崩漏、赤帶等；經期食用大量生冷寒涼食物，脾陽就會受損，寒凝血脈，導致痛經、閉經、月經過少等。有些女性為了減肥，飲食過少或節食，這樣不僅會導致營養不良，還可引發貧血，使衝任虧損，導致月經過少、月經紊亂、閉經、痛經等。

　　女孩子年輕的時候，有些不良的生活習慣不注意，等年齡大了，就會吃虧。有的女性，月經一來，就會因為痛經等影響到工作和生活，每個月的那幾天，總是很緊張、很難受，其實只要在平時生活中多加注意，就會輕鬆很多的。

按摩中指指根，「大姨媽」就會正常造訪

　　手部中指指根正下方的地方，女性右手是子宮反射區，其兩側是卵巢反射區；男性左手是前列腺及睾丸反射區。女性經常按摩子宮及卵巢反射區，被戲稱為「大姨媽」的月經就會慢慢正常；經期按摩這裏，按摩到發熱，就會緩減痛經。

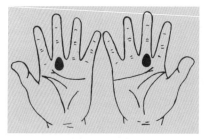 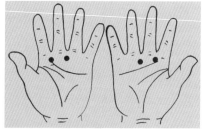

子宮反射區　　　　　　　　　卵巢反射區

幾種常見婦科疾病的調理方法

1 痛經

　　痛經分為原發性和繼發性兩種。原發性痛經又稱功能性痛經，病因尚未完全明確，婦科檢查生殖器並無器質性病變，可能由於精神緊張、體質虛弱、子宮發育不良、子

宮痙攣性收縮等因素引起。痛經常發生在月經初潮或初潮後不久，往往在婚育後減輕或自癒。繼發性痛經是由於子宮內膜異位症、盆腔炎、子宮黏膜下肌瘤等生殖器官器質性病變所致。痛經的典型症狀是下腹部陣發性或持續性疼痛，有時放射至陰道、肛門及腰骶部。嚴重時，會出現全腹疼痛、面色蒼白、手足冰涼、出冷汗、噁心、嘔吐、尿頻、便秘等症狀。

【手部反射區調理手法】

子宮、卵巢各按揉49次，腹腔神經叢離心刮64次，頭部按揉59次，腦垂體點按81次，甲狀腺拈揉1～2分鐘，肝、脾各按揉36次，腰椎、骶骨各推按59次。

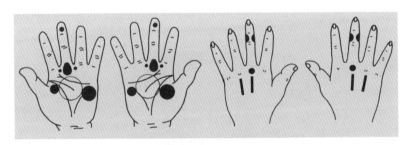

痛經涉及的反射區

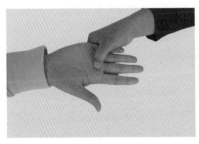

按揉子宮反射區

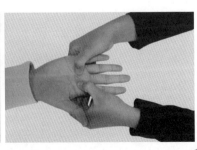

按揉卵巢反射區

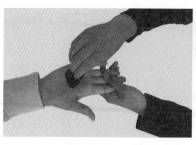

離心刮腹腔神經叢

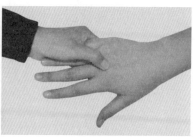

按揉頭部反射區

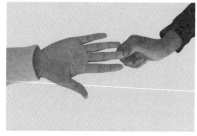

點按腦垂體反射區

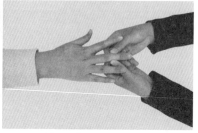

按揉甲狀腺反射區

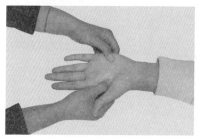

按揉肝、脾反射區

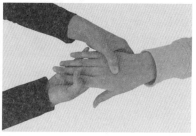

推按腰椎反射區

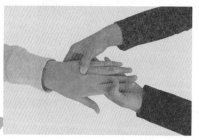

推按　骨反射區

2 外陰瘙癢症

外陰瘙癢是由多種原因或婦科疾病引起，常在夜間或月經期加重，瘙癢嚴重時可使患者坐臥不安，中國醫學稱之為「陰門瘙癢」。成年女性、育齡女性或激素分泌減少的老年女性更年期後常會出現此症狀。

【此症的手部反射區調理手法】

上、下身淋巴腺點按81次，腦垂體點按81次，兩卵巢相對按72次，子宮順時針按揉36次，兩腎相對按揉36次，輸尿管離心推36次，膀胱順時針按揉36次，腹股溝離心推59次，陰道（尿道）離心推按72次，骶骨、尾骨離心各推按59次（加牽引）。

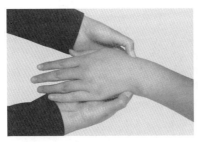
點按上、下身淋巴腺反射區

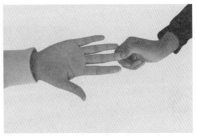
掐按腦垂體反射區

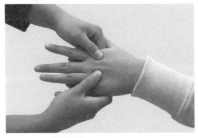
相對按揉兩腎反射區

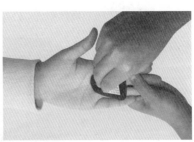
離心推輸尿管反射區

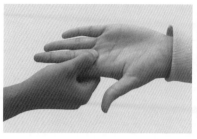

順時針按揉膀胱反射區

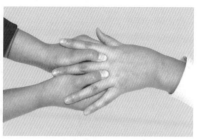

推腹股溝反射區

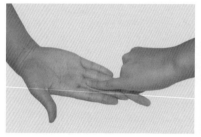

推按陰道（尿道）反射區

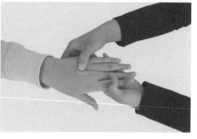

推按　骨反射區

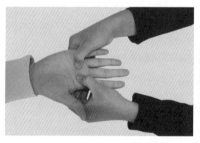

相對按揉兩卵巢反射區

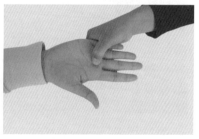

順時針按揉子宮反射區

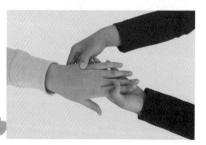

按揉尾骨反射區

3 慢性盆腔炎

盆腔炎是指女性內生殖器及其周同的結締組織或盆腔腹膜等組織發生的炎症病變。盆腔炎分為急性和慢性兩種。慢性盆腔炎多因急性盆腔炎遷延不癒或治療不徹底，或因體質較差所致，也有急性期症狀不明顯，開始發現時即為慢性患者。

中國醫學認為情志不暢，房事不節，勞倦內傷，經期不衛生，外感邪毒等使氣血瘀滯、濕熱壅積所致。

【手部反射區調理手法】

卵巢、子宮各刮49次，腹股溝按揉59次，肝、脾各按揉64次，腎上腺、上下身淋巴腺各點按81次，甲狀腺用滾動法作1～2分鐘，骶骨、尾骨各推按59次。

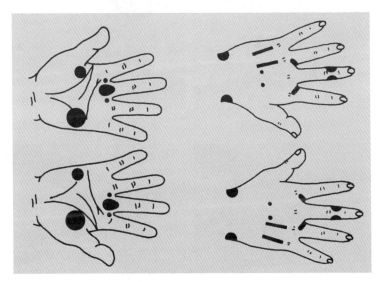

慢性盆腔炎涉及的反射區

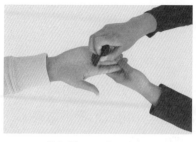

刮卵巢、子宮反射區

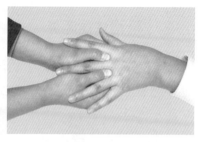

按揉腹股溝反射區

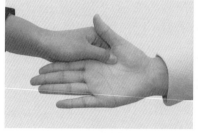

按揉肝反射區

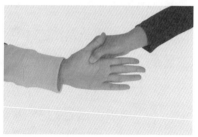

按揉脾反射區

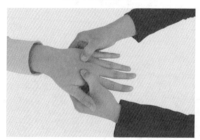

按揉腎上腺反射區

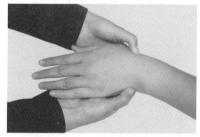

點按上、下身淋巴腺反射區

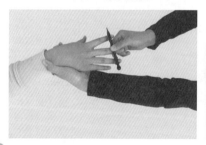

滾動甲狀腺反射區

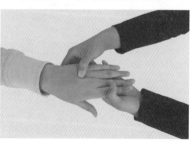

推按　骨反射區

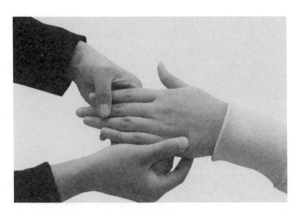

推按尾骨反射區

4 子宮頸炎

　　子宮頸炎是已婚女性發病率較高的一種常見疾病。該病也分急性和慢性兩種。急性子宮頸炎多因分娩、流產、手術或性交後子宮頸損傷感染所致。慢性子宮頸炎是由於子宮頸腺體分支複雜，子宮頸管內膜褶皺多，感染消除不徹底，內分泌失調，或急性治療不當遷延而成，有的一旦發病即呈慢性炎症。

　　急性子宮頸炎症狀主要有子宮頸充血紅腫，陰道流出大量膿性分泌物，小腹脹痛，有低熱等。慢性子宮頸炎症狀有陰道分泌物增多，呈白色或黃色或染紅色黏液狀，膿性或血性，陰道有不規則出血等。炎症擴散到盆腔時，患者多伴有腰酸、骶部痛、腹痛、下墜痛，經期或性交後症狀加重，還可出現痛經或月經不調等。

　　【手部反射區調理手法】

　　子宮、卵巢、陰道各按揉49次，脾臟用浮摸法向右

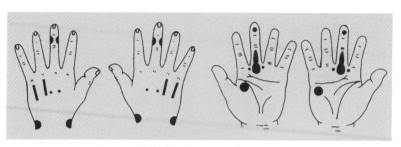

子宮頸炎涉及的反射區

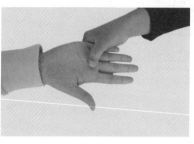

按揉子宮反射區

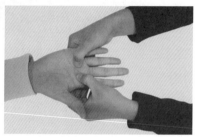

按揉卵巢反射區

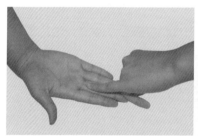

按揉陰道（尿道）反射區

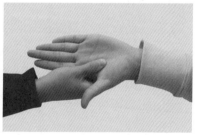

浮摸脾反射區

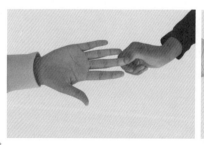

點按腦垂體反射區

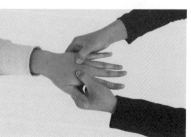

按揉腎上腺反射區

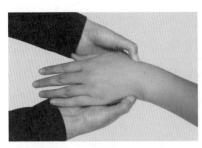

點按上、下身淋巴腺反射區

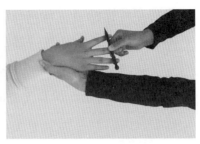

滾動甲狀腺反射區

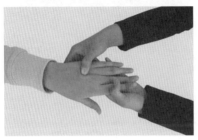

推按　骨反射區

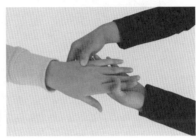

推按尾骨反射區

旋轉64次，腦垂體、腎上腺、上下身淋巴腺各點按81次，甲狀腺用滾動法作1～2分鐘，骶骨、尾骨各推按59次（如有痛點再加按59次）。

5 產後尿失禁

由於孕婦分娩胎兒時對骨盆底韌帶及肌肉的過度擴張，造成支持膀胱和尿道的組織鬆弛，或因接生不慎、手術等原因損傷膀胱，引起小便頻數或尿失禁。中國醫學認為素體虛弱，因分娩用氣傷及膀胱，而冷氣入胞囊，胞囊缺漏，或因腎氣虛弱，使膀胱失約導致尿失禁。

【手部反射區調理手法】

兩肺相對用浮摸法旋轉揉動72次，大腸按腸道走向

輕手法推揉59次，脾用浮摸法順時針旋轉揉64次，肝逆時針按揉49次，兩腎分離按揉72次，膀胱逆時針按揉72次，尿道用滾動法滾動2分鐘，腹腔神經叢順時針按揉64次，胸椎牽引5～10次（再向心推按59次），骶骨、尾骨離心各推按59次。

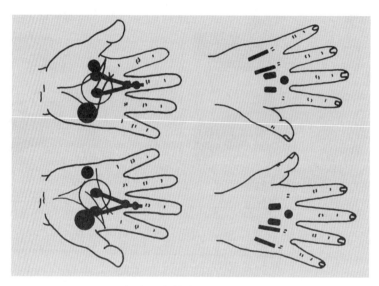

產後尿失禁涉及的反射區

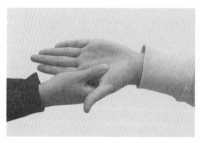

浮摸脾反射區

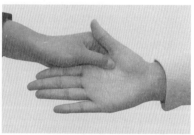

按揉肝反射區

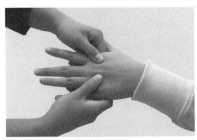

按揉腎反射區

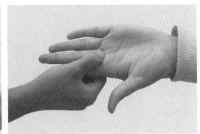

按揉膀胱反射區

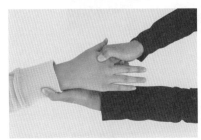

胸椎牽引

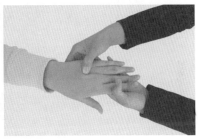

推按骶骨反射區

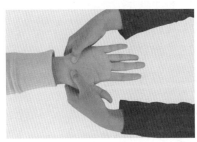

浮摸肺反射區

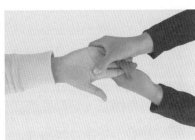

推揉大腸反射區

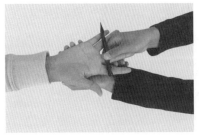

滾動尿道反射區

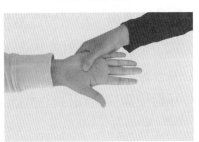

按揉腹腔神經叢

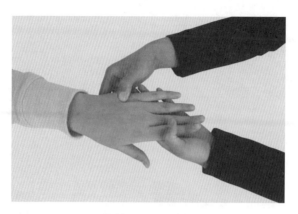

推按尾骨反射區

6 乳腺增生

乳腺增生是一種非炎症性疾病。中國醫學理論認為情志不暢，肝氣鬱結，陰虛火鬱，氣滯血瘀，經絡失營，衝任失調等所致。其主要症狀是：乳房部出現大小不等的腫塊，腫塊多發於乳房外上方，呈橢圓形，小的如櫻桃，大的如梅李、雞卵，表面光滑，質地堅實，邊界清楚，用手推之有移動感，常會感到乳房脹痛，按壓更痛，並伴有心煩、易怒、心悸、胸悶等。

【手部反射區調理手法】

腦垂體、甲狀腺各點按81次，兩乳腺分離按揉47次，腎上腺點按81次，上、下身淋巴腺點按81次，兩卵巢分離按揉36次，胸椎推按59次（痛點加按59次），兩腎相對按揉72次，肝逆時針按揉64次，脾順時針按揉64次。

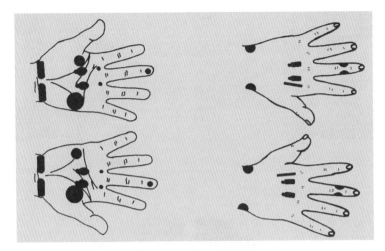

乳腺增生涉及的反射區

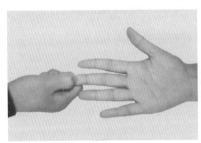

點按腦垂體反射區

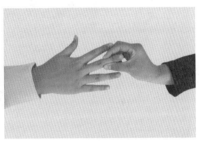

點按甲狀腺反射區

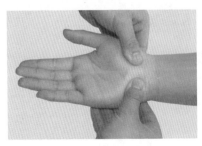

按揉乳腺反射區

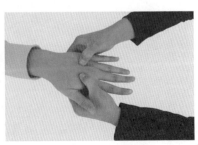

點按腎上腺反射區

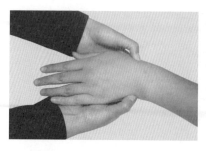

點按上、下身淋巴腺反射區

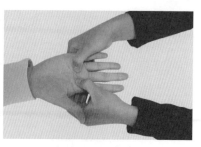

按揉卵巢反射區

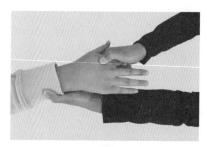

推按胸椎反射區

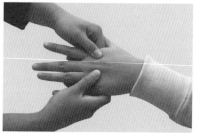

按揉腎反射區

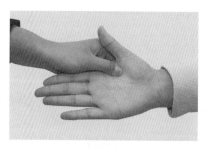

按揉肝反射區

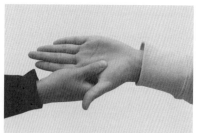

按揉脾反射區

給自己看病——手部診斷婦科疾病

手部子宮反射區呈紅色，且紅圈中帶白點，提示有子宮肌瘤；呈暗紅色，提示經量多，經期長；呈紫青色，提示經血塊多，小腹涼寒，常有痛經現象；呈土黃色，且土黃色內有暗紅點，提示有盆腔炎。觸摸該反射區，凸起，按壓時有疼痛感，提示子宮有炎症。觸摸時有結節，若結節柔軟，按壓時上下浮動，有彈性，提示有子宮囊腫；若結節質硬，按壓時不管移動或不移動，均提示有子宮肌瘤。

手部卵巢反射區，呈紅色，提示卵巢有炎症。觸摸時，該反射區凸起，質軟，有包塊，提示有卵巢囊腫；有結節，提示輸卵管有阻塞現象。

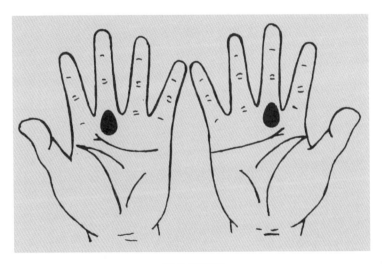

子宮反射區

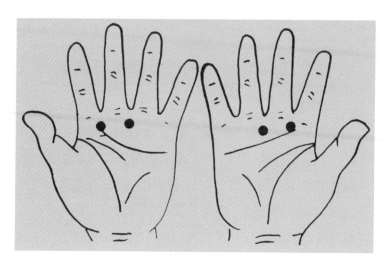

卵巢反射區

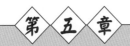

手隨心轉，法從手出
──可以點石成金的手療小訣竅

對待疾病，不要怕，不要回避，要正確認識，積極採取各種方式調整好心態。即使大夫說沒辦法醫治了，也要高高興興地走完自己的人生路。

對疾病的正確認識，是恢復健康的前提

不管是中醫、西醫還是自然療法，都不能互相代替。關鍵是對自己的健康狀態有一個正確的認識。

中醫理論關鍵在兩個方面：一是整體觀念；二是辨證施治。比如，以「失眠」為例，現代醫學與傳統醫學怎麼結合？現代醫學講是「神經衰弱」，而傳統醫學首先要分清是哪一種失眠，分證施治。

是不是神經衰弱，從脖子看一看就可辨別。看兩側項

肌，如果一樣高，就不是神經衰弱。一側高，一側低，基本上就可判斷是神經衰弱。傳統醫學將失眠分多種，有肝陽上亢性失眠、胃脘食滯性失眠、心血虧虛失眠、心脾兩虛失眠、心胃不交失眠、心陰性失眠等。屬哪一種就要從哪一方面治療。

健康的身體，不只屬自己，還屬家庭，也屬社會。

醫聖孫思邈千年前就說過：「命貴千金。」人在自然生活中生老病死，是一種自然規律。怎樣去減少疾病，就要有一個頑強的精神，堅強的信念。要有戰勝疾病的決心、信心，積極的態度。

西安有個年輕人，患有腦膠質瘤（惡性腫瘤），在醫院查出結果後，一家人像天塌了一樣。我教給他一些調理的辦法，並讓他配合醫生積極治療，大約100天後腫瘤逐漸消了。患者及家人對我千恩萬謝，說我醫術高明。其實，我的方法很簡單：首先要給孩子一個精神支柱，再用最對症的藥物，最簡易的辦法，病就能好。

對待疾病，不要怕，不要回避，要正確認識，積極採取各種方式調整好心態，即使醫生說無法醫治，也要高高興興地走完自己的人生路。

調養脾胃、充盈腎氣的秘訣

「內傷脾胃，百病由生」。脾胃為後天之本，氣血生化之源，脾胃衰則諸病生，人的元氣靠後天之本濡養，所

以，必須要調理好脾胃，培同元氣。培同元氣，可以按以下5步操作：

第一，每天早（早飯前）、中、晚3次，分別用右手的拇指、食指、中指、無名指和小拇指指腹，順時針輕輕浮摸左手脾反射區，咽下因此而產生的唾液，每次做5分鐘。

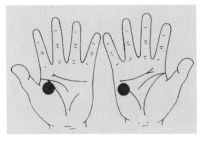

脾反射區

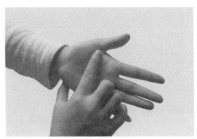

食指指腹浮摸脾反射區

第二，先用食指和中指指尖點按左手手背腎臟反射區，上下點按活動2分鐘左右，再用右手拇指指腹在左手腰椎反射區朝手腕方向推按2分鐘，雙手交替做。

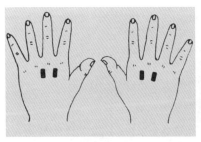

手背腎反射區

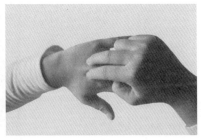

上下點按手背腎反射區

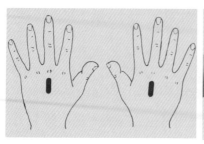

腰椎反射區

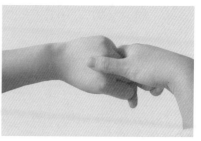

朝手腕方向推按腰椎反射區

第三，先從手掌中心卜萬的腕部，沿心包經向中指指尖處推按2分鐘；再從手背無名指沿三焦經向手腕方向推按2分鐘，雙手交替做。

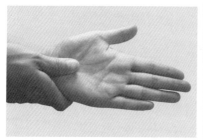

從腕部沿心包經向
中指指尖推按

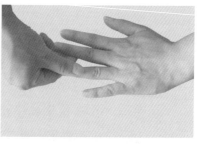

從手背無名指沿三焦經向
手腕方向推按

第四，雙手拇指、食指和中指指尖相對，其餘二指勾回，形成一個菱形，輕鬆貼放在肚臍上，寧神靜坐3分鐘。

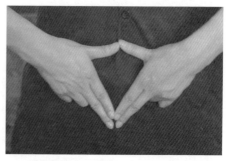

雙手形成一個菱形貼在肚臍上

第五，站立，兩腿併攏，雙手放在背部命門位置，手心相對，腳後跟上下踮動5分鐘。

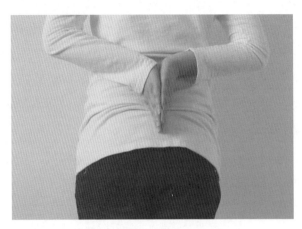

雙手手心相對放在背部命門位置

上述5步操作法，起到調養脾胃、疏通三焦、氣歸丹田、充盈腎氣的作用。堅持練一段時間，會使人精力充沛，脾胃強健。

緩解頭痛的訣竅

頭痛的症狀不同，緩解方法也會有所不同。如果是原發性的，則可以嘗試自己緩解；如果是疾病引起的，則要趕快去醫院治療了。

在頭痛中，偏頭痛的發病率最高，在中、青年人群中發病尤其多，典型偏頭痛患者多在青春期發病，大多數還

有家族史。偏頭痛一般表現為從一側眼眶後部開始，逐漸加劇並擴展到半側甚至整個頭部，通常是脈搏式跳痛。

還有一種頭痛通常在情緒焦慮或憂鬱、緊張時發作，頭、頸、肩胛的位置不當也會引發，我們把這種頭痛稱為緊張性頭痛。其疼痛位置大多在後枕部和頸部，有時是額頭痛，呈持續性的鈍痛，頭部還可能伴有緊箍感和重壓感，一般在起床後就會開始頭部不適，頭痛逐漸加重或長時間維持疼痛。

頭痛時，基本上頭部的保健穴位都可以按，比如太陽穴、風池穴、印堂穴等，還可以揉捏後頸部，放鬆一下頸肩部肌肉。

在這裏，我們主要介紹一招**緩解頭痛的反射區方法**：掐中指指尖。左側頭痛掐左手中指指尖，右側頭痛掐右手中指指尖。

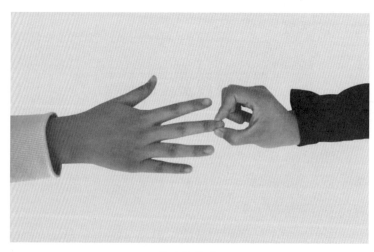

掐中指指尖

養脊小方法

脊椎支撐著我們的身體，並且有緩衝身體的壓力和震盪、保護內臟器官的作用。人的脊椎一旦異常，不僅會引起頸腰部的疼痛和麻木，還可以引起心律失常、頭痛眩暈、胃痛腹瀉、血壓增高、性功能障礙等。目前發現，有超過百種的疾病與脊椎有關，甚至會出現諸多看上去與脊椎毫不相關的內臟疾病。因此，在日常生活中，如何有意識地保養好我們的脊椎就顯得十分重要。下面我們介紹幾種養脊的小方法，簡單易行，自己可以獨立操作。

1 按摩頭骨縫

（1）先按揉百會穴2分鐘，再按揉囟會穴2分鐘，然後從百會向兩側推按頂骨與枕骨骨縫，做7遍；再從囟會穴向兩邊按揉額骨與頂骨骨縫，做7遍；再從百會穴按至囟會穴，做7遍。

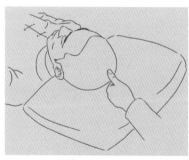

按揉百會穴

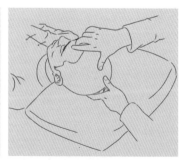

按揉囟會穴

（從囟會穴向兩邊按揉額骨與頂骨骨縫）

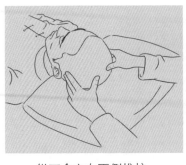

從百會穴向兩側推按
頂骨與枕體骨縫

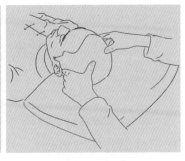

從囟會穴向兩邊按揉
額骨與頂骨骨縫

（2）按揉啞門穴2分鐘，按揉風池穴2分鐘，然後從風池穴沿頭骨下緣，繞耳後按揉至太陽穴，做7遍，接著

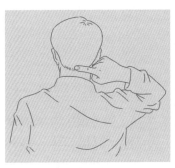

按揉啞門穴

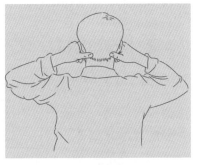

按揉風池穴

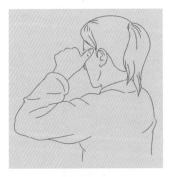

按揉太陽穴

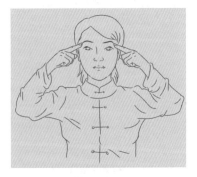

按揉攢竹穴

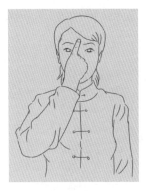

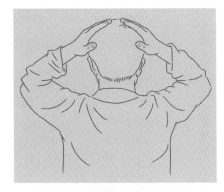

按揉印堂穴　　　　　　　　　　十指輕拍頭

按揉太陽穴、攢竹穴、印堂穴各2分鐘；最後，十指輕拍
頭1～3分鐘。

【功效】促進頭部血液循環，健腦增智，可預防頭部
的疾病。

② 拿揉頸項

（1）先用右手拿揉左側頸項。掌根貼在頸椎棘突
上，五指併攏捂在左側頸項部拿揉2分鐘；再換左手拿揉
右側頸項，動作要領、方法相同。

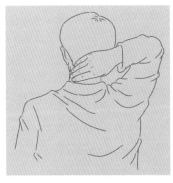

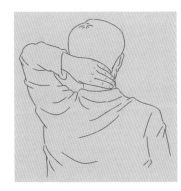

右手拿揉頸項　　　　　　　　　　左手拿揉頸項

（2）兩拇指從枕骨下緣風府穴兩側沿頸椎棘突兩側向大椎旋按揉動推進，共揉動7遍。

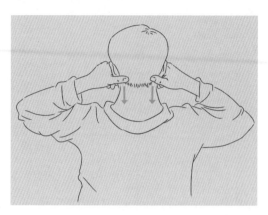

兩拇指從枕骨下緣風府穴兩側沿頸椎棘突
兩側向大椎旋按揉動推進

（3）雙手四指交替推搓頸椎棘突，從枕骨下緣推搓至大椎，做7遍。

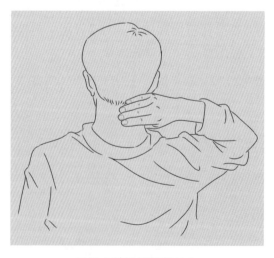

四指交替推搓頸椎棘突

【功效】快速緩解頸部肌肉疲勞，促進腦部供血，保護脊髓，還可助減少額頭及眼周圍的皺紋。

3 張嘴轉頭

用一手拇指點按在另一手的頸椎反射區的痛點上，然後張嘴，左右轉動頭，向兩側各轉動7次。然後換手，操作方法、要領及次數相同。

【功效】可緩解頸椎疼痛或僵硬，使頸椎靈活自如。

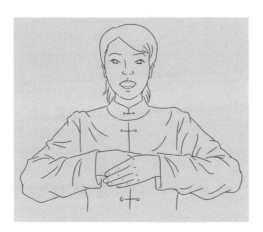

用一手拇指點按在另一手的頸椎反射區的痛點上，然後張嘴，左右轉動頭

4 拉手動腳

用一手抓住另一手的五指，將腕部輕輕牽引開，然後以腳跟為軸向內轉動腳尖，可調理頸、胸、腰椎椎體的側突。

若頸、胸、腰椎椎體向左側歪斜突出，牽引開手腕

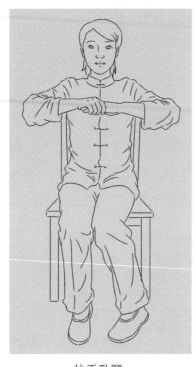

拉手動腳

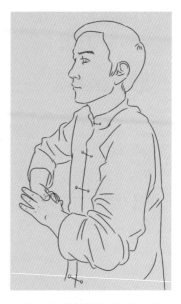

用一手的拇指與食指卡住
另一手的胸椎反射區（第
二掌骨掌指關節），做前
挺胸和後弓背動作

後，右腳尖向內轉動，到極限位置後，讓患者吸氣，閉住
氣，鬆開牽拉的手，腳尖回原位，患者呼氣。

　　若向右側歪斜突出，可向內轉動左腳尖。操作的方
法、動作、要領相同。

　　調理動作次數根據歪斜突出程度，視具體狀況而定。

　　【操作要求】身體一定要正直，頭部端正，不能歪
斜。動作儘量做到慢、緩、勻、輕、柔，吸氣、閉氣、呼
氣一定要和手腳動作配合好。

　　【功效】調整脊椎歪斜與側突。

5 調胸椎

（1）用一手的拇指與食指卡住另一手的胸椎反射區（第二掌骨掌指關節），做牽引。當牽引開後，做前挺胸和後弓背動作，連續做7次。然後吸氣、閉氣，再鬆開牽引的手。

換手做另一側。動作要領、方法要求同前。

（2）用一手的拇指與食指卡住另一手的胸椎反射區（第二掌骨掌指關節），做牽引。當牽引開後，上身（尤其是胸椎）左右擺動，連做7次。然後吸氣、閉氣，再鬆開牽引的手。

換手做另一側。動作要領、方法要求同前。

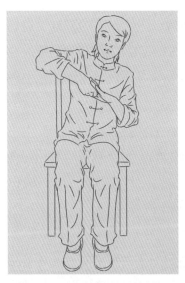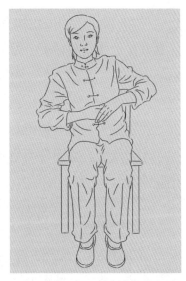

用一手的拇指與食指卡住另一手的胸椎反射區（第二掌骨掌指關節），做牽引。當牽引開後，上身（尤其是胸椎）左右擺動

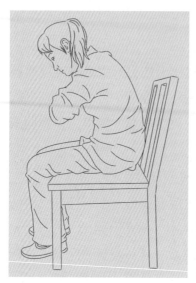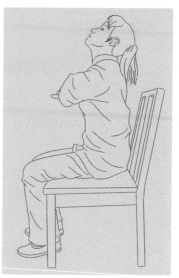

用一手的拇指與食指卡住另一手的胸椎反射區（第二掌骨掌指關節），做牽引。當牽引開後，前後左右活動胸椎

（3）用一手的拇指與食指卡住另一手的胸椎反射區（第二掌骨掌指關節），做牽引。當牽引開後，前後、左右活動胸椎，連做7次。然後吸氣、閉氣，再鬆開牽引的手。

換手做另一側。動作要領、方法要求同前。

【功效】調整胸椎後凸與凹陷，調整胸椎側彎和胸椎小關節紊亂。

6 調腰椎

用一手的拇指與食指卡住另一手的腰椎反射區（第三掌骨掌指關節），做牽引。當腰椎反射區牽引開後，前後左右活動腰部，或旋轉活動腰部，活動一兩分鐘。然後吸

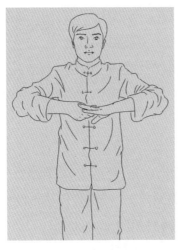
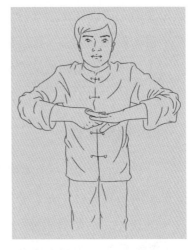

用一手的拇指與食指卡住另一手的腰椎反射區（第三掌骨掌指關節），做牽引。當腰椎反射區牽引開後，前後左右活動腰部，或旋轉活動腰部。

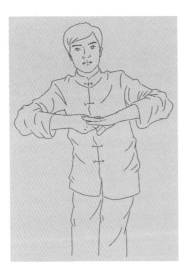
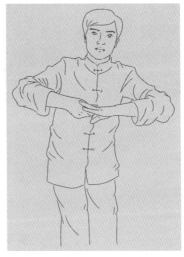

用一手的拇指與食指卡住另一手的腰椎反射區（第三掌骨掌指關節），做牽引。當腰椎反射區牽引開後，前後左右活動腰部，或旋轉活動腰部。

氣、閉氣，再鬆開牽引，呼氣。

接著做另一隻手，動作要領、方法要求同前。

【功效】調整腰椎關節紊亂，及腰痛、腰酸、腰椎疾病。

7 調整骶骨

（1）站姿。用一手的拇指與食指卡住另一手骶骨、尾骨反射區（第四、五掌骨掌指關節），做牽引。牽引開後，前後左右活動骨盆處，或轉動骶胯部，活動1～2分鐘。然後吸氣、閉氣，再鬆開牽引，呼氣。

接著做另一隻手，動作要領、方法要求同前。

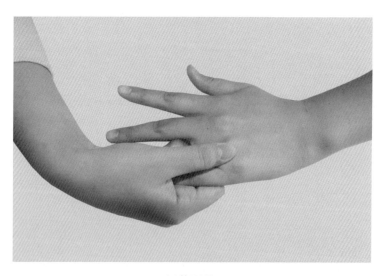

調整骶骨

（2）兩腳併攏，正直站立，頭頂中正，雙目平視，自然呼吸，全身放鬆，雙臂自然下垂於身體兩側。

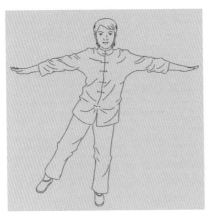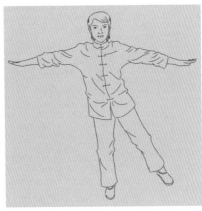

兩臂向外伸展，抬起，抬至與肩同高（同時高抬一側腿，
左右交替換腿）

然後兩臂向外伸展、抬起，抬至與肩同高（同時高抬
一側腿，左右交替換腿），上肢、腿同時下落，下落後空
握拳擊打骨盆兩側與後側。反覆做36次。

【功效】調整骨盆歪斜；調理生殖系統疾病；養護骨
盆前後肌肉，促進下焦氣血循環。

8 按摩胸椎

左手握空拳貼於胸骨的劍突上（鳩尾穴），右手捂在
左手上。

（1）先從劍突向上直推至天突穴（胸骨上窩中央）；

再沿左側鎖骨從天突推至左肩鎖骨下窩（左雲門穴）；

再沿胸部左側緣向下推至十一肋骨游離端（左章門
穴）；

再沿左側肋骨下緣向內推至劍突。

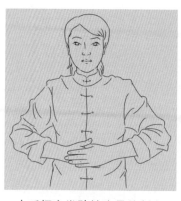

左手握空拳貼於胸骨的劍突
上，右手捂在左手上

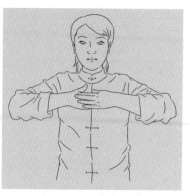

先從劍突向上推至天突穴

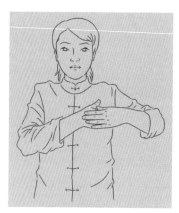

再沿左側鎖骨從天突推至
左肩鎖骨下窩

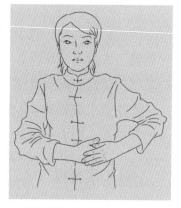

再沿胸部左側緣向下推至
十一肋骨游離端

（2）然後從劍突向上直推至天突穴（胸骨上窩中央）；

再沿右側鎖骨從天突推至右肩鎖骨下窩（右雲門穴）；

再沿胸部右側緣向下推至十一肋骨游離端（右章門穴）；

再沿右側肋骨下緣向內推至劍突。

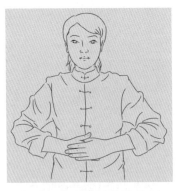

左手握空拳貼於胸骨的劍
突上，右手捂在左手上

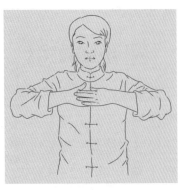

先從劍突向上推至天突穴

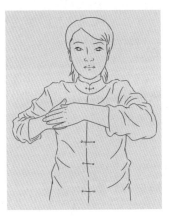

再沿右側鎖骨從天突推
至右肩鎖骨下窩

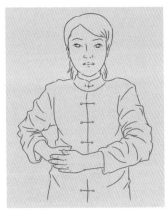

再沿胸部右側緣向下推
至十一肋骨游離端

　　如此反覆在胸部推按「8」字形。做 1 分鐘稍作休
息，接著再做，感覺心胸舒適即可。動作要緩、慢、勻，
力度適中。

　　【功效】可使胸骨、肋骨和肋軟骨得到滋養，不僅能
預防局部肌肉、骨骼的異常變化，而且對內臟疾病有一定
的防治作用，起到寬胸理氣、預防感冒、增強心肺功能的

效果。

9 脊柱整體放鬆

手背向上，用一手抓住另一手的五指，然後慢慢牽拉開，接著抖動手腕及手指2～3分鐘。兩手交替進行，動作和要領相同，兩手各做7遍，然後搓手背，搓到發熱即可，雙手交替進行。

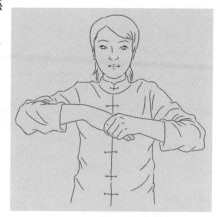

脊柱整體放鬆

【功效】減緩脊柱的壓力，使脊柱韌帶及背腰部肌肉放鬆，促進血液循環，起到補陽調陰的效果。

大蒜：治療冠心病的好幫手

前一段時間我去杭州，一位60歲上下的老年朋友聽完我的講座之後，很受啟發。他說自己患有冠心病，經常感覺胸悶氣短，有時還牽連到左肩和背部疼痛，爬樓梯後有時還會出現心絞痛。他說孩子們帶他去看了不少醫生，家裏的藥也買了一大堆，可是這個病還是時好時壞。他年紀大了，不想做手術，也不想給孩子們帶來太大的負擔，問我有沒有好的辦法。

　我當場給他做了手部反射區調理，把按摩的要領告訴他，讓他每天自己堅持做：在心臟反射區順時針按揉一下，向心方向刮一下，每次3～5分鐘，每分鐘72次。

　　我還給他介紹了一種冠心病的食療法：3碗水、3頭大蒜，熬成1碗，再加一撮黑糖服用。

　　碗口的大小，按自己雙手拇指與食指同成的圓形大小。大蒜帶皮、根，洗淨，熬好後撈出，再加黑糖（不要紅糖），用量按自己五個手指捏一下。（1天量，中午11時至13時內服完。）每月連服7天。

　　大蒜是人們最早用於治療疾病和保持健康的植物之一。大蒜為百合科植物，藥用其鱗莖。中醫藥學認為大蒜性味辛溫，有小毒，主要歸脾、胃、肺等經，可行滯氣、暖脾胃、消症積、解毒殺蟲。其保健功能，主要是調節血壓、血脂，清除血液垃圾，防栓溶栓，使人們遠離心血管疾病。

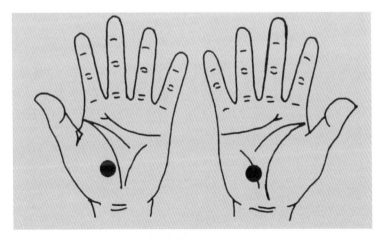

心臟反射區

練習「排石功」，幫你排石

膽囊及膽管具有運送、貯存、濃縮以及排泄膽汁的作用。如果膽汁成分有所變異，就會在膽囊及膽管的任何部位形成固體結晶的「膽結石」，甚至造成膽道阻塞，引起膽絞痛。疼痛時，患者異常痛苦，大汗淋漓，面色蒼白，噁心或嘔吐，疼痛甚至會放射到右肩胛或右肩部。

下面，我們介紹一套「排石功」，可以促進膽囊及膽管結石的排出。

1 疏肝利膽預備動作

直立。放鬆，雙腳分開與肩同寬。雙手下垂，放於身體兩側，目視前方。

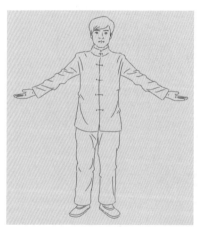
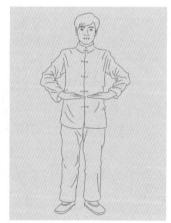

疏肝利膽

吸氣。雙手手心向上，手臂隨勢從兩側緩緩自然抬起到頭頂，同時腳後跟抬起。

呼氣。兩手內旋，手心向下，同時吐氣，兩手由上緩緩放下，直至兩手自然分開，雙手垂放在身體兩側。同時雙腳後跟落下。

透過動作，帶動臟腑按摩。如此動作連做7～9次。

2 隔腹打石

直立。左手在下，右手壓在左手背部，雙手壓在右季肋部膽囊處（體表投影在右肋弓緣下，右鎖骨中線交點處）。

吸氣。雙手抬起，同時腳後跟也抬起。意念「打碎結石！」意到、手到、身到。

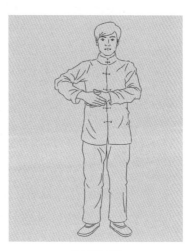

隔腹打石

呼氣。雙手猛地壓在膽囊處，大喊「嗨！」同時雙腳落下。

如此動作連做7～9次。

3 夯碎膽石

雙手抱拳，吸氣，雙手舉到頭頂前。

呼氣。雙手收到膽囊處，大喊「嘿！」

如此動作連做7～9次。

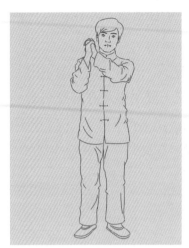
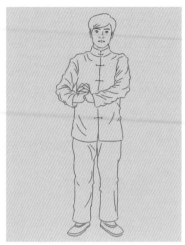

夯碎膽石

4 碾石

雙手相壓放在膽囊處，順時針方向旋壓碾揉。
如此動作連做7～9圈。

5 排石

雙手掌貼附在雙側季肋
處向上推摩，吸氣。
　再從胸部向下推摩至腹
部，呼氣。
　如此動作連做7～9次。

6 振盪排石

雙手置於腰背後，掌心

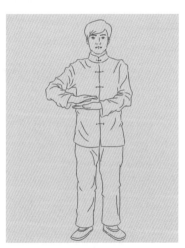

碾石

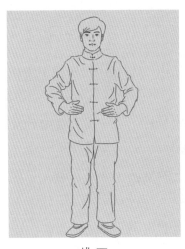

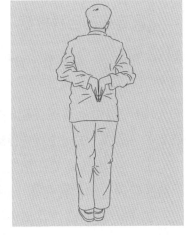

排 石　　　　　　　　　　振盪排石

相對，手指向下，雙腳後跟抬起。雙手大魚際緣貼在脊柱向下推摩，同時雙腳根上下蹾動。

如此動作連做7～9次。

此套「排石功」關鍵一定要用心去做，堅持一個半月到兩個月就有效果。尤其對泥沙形膽石症效果很好。再配合耳穴、手療、刮痧、點穴等療法，若膽囊功能差，再服用「疏肝利膽」的藥物配合。

偏癱的家庭調理

偏癱多由急性腦血管病及其原發病引起。輕度偏癱患者雖然尚能活動，但走起路來，往往上肢屈曲，下肢伸直，呈現偏癱步態；嚴重者常臥床不起，喪失生活能力。

1 偏癱的自我檢查

「甲診」，觀察雙手食指指甲，從指甲根向指甲尖觀察。

（1）指甲上有無突起的竪條紋，（一定是突起的竪條紋）。若有，提示腦血管硬化。

① 若突起的條紋在指甲上的橈側（靠近拇指），提示腦血管硬化的位置在前半腦。

② 若突起的條紋在指甲上的尺側（靠近小指），提示腦血管硬化的位置在後半腦。

③ 若突起的條紋在指甲上的正中間，提示腦血管硬化的位置在後腦、腦幹。這是最危險的，硬化的血管壓迫延髓。

若左手食指有，提示在左側前（或後）半腦；若右手食指有，提示在右側前（或後）半腦。

觀察發現有以上現象，建議患者儘快去醫院檢查治療。

（2）查看指甲上是否有「栓子」、「血栓」。

如果在突起的竪條紋上發現有白色的點，有的還有閃光，即為栓子，有幾個點就有幾個栓子。若形狀如魚鱗狀疊壓，提示已形成血栓。

（3）看出血點。

若在突出的竪條紋上有鮮紅的點，有腦出血現象。此時，不要按摩，馬上送醫院治療。

注意判斷方法，一般大面積梗塞為毛細血管阻塞，患

者胳膊是硬的，搬不開；如果主幹血管堵塞，手臂是軟的，抬不起來。

2 偏癱的誘發原因及手法調理

偏癱的誘發原因一般有5種：生氣、勞累、緊張、興奮、跌倒。

（1）生氣

生氣、發火就會激動，血液循環不好，造成血管痙攣，猛然收縮，栓子堵塞。

【功效】解痙攣。腦血管痙攣，可在腦垂體反射區觸摸到條索狀。

【調理手法】點按刺激腦垂體、頭部反射區。也可再點按松果體、下丘腦反射區。

【注意】右手反應頭部的右半部，左手反應頭部的左半部。一般在健康一側的手上調理，若在病側手上調理患者感覺太疼痛。

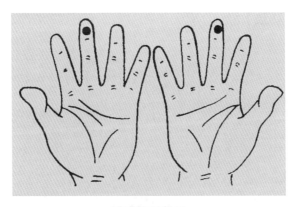

腦垂體反射區

（2）勞累

過度勞累（包括長途旅行等）容易造成大腦缺氧。腦部血液循環慢，易造成空缺血，加重了心臟負擔，心臟搏動慢，造成氣滯血瘀。

【功效】活血化瘀。

【調理手法】按揉腦垂體、頭部反射區。

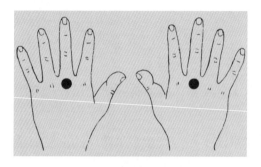

頭部反射區

（3）緊張

心情緊張，血管收縮，但不痙攣，易造成血管狹窄，血液流速慢，血流不暢等。

【功效】舒張血管。

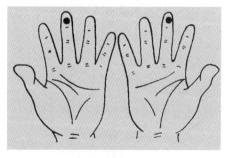

腦垂體反射區

【調理手法】推按腦垂體、頭部反射區。

（4）興奮

過度興奮，心跳加快，大腦缺氧，易將栓子推到血管狹窄處。

【功效】疏通血管。

【調理手法】按揉腦垂體、頭部反射區。

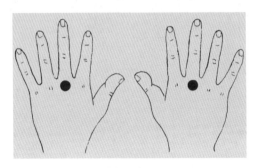

頭部反射區

（5）跌倒

頭部受撞擊，一是產生水腫擠壓血管，這種狀況若輸液，病狀會加重。另一情況是產生瘀血，擠壓血管。

【功效】解決頭部水腫或瘀血問題。

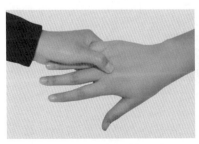

按揉、按壓頭部反射區

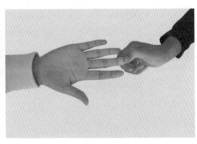

按揉、按壓腦垂體反射區

【調理手法】按揉、按壓腦垂體、頭部反射區。

3 反射區調理偏癱的幾大要素

（1）手部膕窩反射區（加踝關節反射區），無名指為主；此處用滾動手法2分鐘。

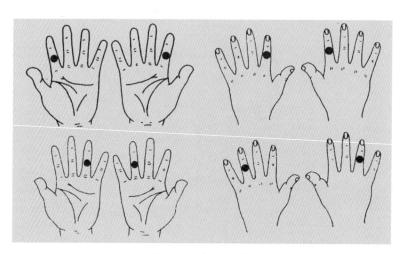

膕窩（膝關節）反射區

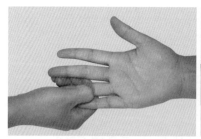

按壓膕窩反射區

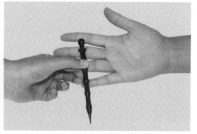

藉助工具滾動膕窩反射區

（2）手部髖關節反射區，無名指為主；此處用按揉手法2分鐘。

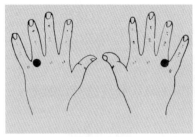
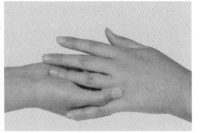

髖關節反射區　　　　　　按揉髖關節反射區

（3）手部臀部反射區，無名指為主；此處用按揉手法2分鐘。

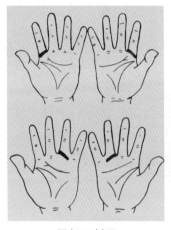
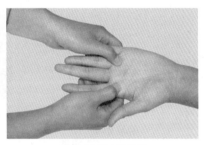

臀部反射區　　　　　　　按揉臀部反射區

（4）調整腦垂體反射區2分鐘，頭部反射區2分鐘。

偏癱的患者腿動不了，要在偏癱側腿的腳掌用牙籤等物刺激，激活病側神經，使其自主活動，一緊張，一鬆弛，恢復自主肌肉運動。

還要做好整體調理，肝主筋，脾主肉，所以要做肝、脾反射區的調理，還要做腰椎、骶骨反射區的調理。肝反

187

射區，逆時針按揉49次；脾反射區，順時針按揉64次；腰椎反射區，推按59次；骶骨反射區，推按59次。

【注意】施術要用技巧來完成，用小刮板、小棒等工具，四兩撥千斤，不能純粹用蠻力氣，要注意自我保護。

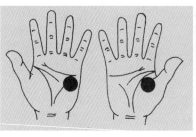

| 肝反射區 | 按揉肝反射區 |

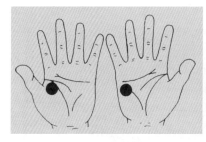 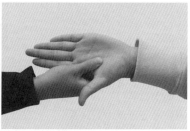

脾反射區　　　　　　　按揉脾反射區

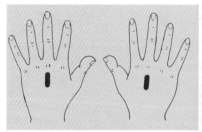 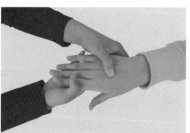

腰椎反射區　　　　　　推按腰椎反射區

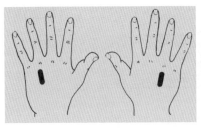
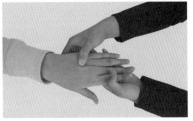

骶骨反射區　　　　　　　　推按骶骨反射區

④ 跌倒形成偏癱的家庭調理

　　要瞭解、分析患者跌倒前的姿勢，如何跌倒的，哪個部位先著地或墻壁、床、桌等物體，身體是向那一側跌倒的，等等，判斷偏癱的真正原因。診斷靠「一看、二問、三摸」。偏癱的原因不同，手部食指指甲形狀、條紋、顏色也不同，要認真觀察。

　　患者雙上肢能活動，而雙腿不能動，一般不是頭部問題，而是腰部問題。雙腿不能動，大小便失禁，是高位截癱，原因是腰椎關節錯位，不是椎管梗阻。雙上肢能動，而且有力，證明頸椎以上神經功能正常。

⑤ 腦出血後偏癱的家庭調理

　　大面積腦出血後的偏癱，患者受刺激、興奮，心情激動後容易造成血管第二次破裂，較難掌握，一般不要做手部調理。

　　這類患者不好翻身，平躺的較多，可讓患者自己常搓手背。

　　小面積腦出血後的偏癱患者，上肢不能動的，手抬不

189

起來，可在手部腕、肘、肩關節滾動；在第二掌骨橈側揉動。下肢不能動的，做胴窩、髖關節、臀部反射區調理。

6 偏癱後不能說話的手部調理方法

（1）重力度刺激舌根反射區。

（2）按揉雙腎反射區。

（3）推按耳反射區，從耳反射區沿耳中線（感情線）向橈側推按至終點。

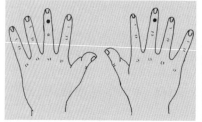

舌根反射區

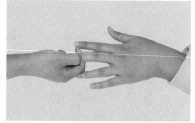

重力點按舌根反射區

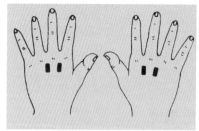

手背雙腎反射區

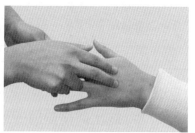

按揉雙腎反射區

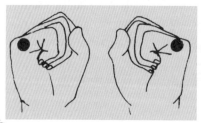

耳反射區

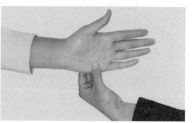

從耳反射區向橈側推按

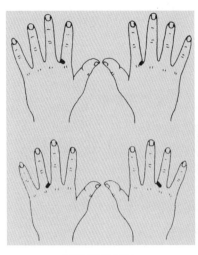

腹股溝反射區

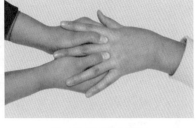

推按腹股溝反射區

7 偏癱後吞咽不利的手部調理方法

（1）按摩舌根反射區。

（2）用棉籤的棉花絨在耳朵內刺激，也有助於下咽。

8 下肢水腫的手部調理方法

下肢血液循環不好，腹股溝血管堵塞，有栓子存在，靜脈血液回流受阻。

【調理手法】多搓、按揉腹股溝及其手部反射區。

心臟病的家庭調理

心臟病是心臟疾病的總稱，包括風濕性心臟病、先天

性心臟病、高血壓性心臟病、冠心病、心肌炎等。

1 心臟疾病的自我檢查

（1）觸摸手部心臟反射區（主要在左手）

① 觸摸到兩條豎著間距很近細條索狀（橫摸），尤其在左側明顯，提示二尖瓣狹窄，有風濕性心臟病；較僵硬多屬先天性，較柔軟為後天性的。

② 觸摸到兩條豎著間距很近細條索狀（橫摸），同時又觸摸到結節狀，尤其在兩條索之間或周同，提示二尖瓣封閉不全。

③ 觸摸到兩條豎著間距很近細條索狀（橫摸），同時又觸摸到包塊狀，提示心房肥大。

④ 觸摸到包塊狀，一般左側較多，提示心室肥大。

⑤ 觸摸到較寬、柔軟的條索狀（或豎或橫），提示心臟肥大。

⑥ 觸摸到較硬，可活動，豎著或斜行的粗條索狀，提示冠狀動脈硬化或狹窄。

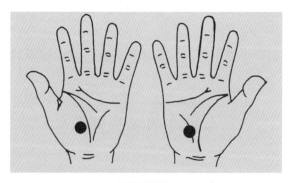

心臟反射區

⑦觸摸到斜行、較硬的粗條索狀，提示冠狀動脈閉鎖不全，易造成回流血。

⑧觸摸到月牙形條索狀，提示房室傳導阻滯。

⑨觸摸到「L」形條索狀（東北吉林、哈爾濱等地較多），提示為滿族旗人「靴形」心臟。這不是病。（還有直立柱形，心尖朝下；有人肝臟在左側，在右手摸不到；有人臟腑位置與常人不一樣，在胸腔內左右換位，在手上能摸到。）

⑩心臟反射區有橫向條形棱狀，提示心律不整。

⑪觸摸到點狀兩三個小結節，提示心肌供血不足。

⑫觸摸到沙粒狀，提示心臟有炎症。

（2）觀察心臟反射區的斑點暈

①白色點狀，提示心肌缺血。

②淺紅色點狀，提示心肌炎初發期。

③鮮紅色點狀，提示有心肌炎。

④青紫色，提示有早搏。

⑤紫紅色，突然出現紫紅色，提示有房顫。

（3）觀察心臟反射區的形態

①凹陷，提示心氣不足，心動過緩。

②凸起，提示心動過速。

2 心臟病的調理手法

（1）心律不整、心動過緩、心動過速、心肌缺血、早搏、房顫。（多見功能性）

【調理手法】心臟反射區按壓法（一按一壓）。3～5

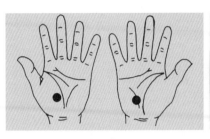

心臟反射區

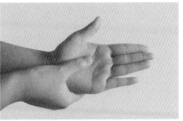

按揉心臟反射區

分鐘，頻率為60～70次／分。

（2）心室肥大、心房肥大、心臟肥大。（多見器質性）

【調理手法】心臟反射區按揉法（一按一揉）。3～5分鐘。頻率為60～70次／分。

（3）二尖瓣狹窄、閉鎖不全、冠狀動脈硬化、心臟回流血、風濕性心臟病。（多見實質性）

【調理手法】心臟反射區離心方向刮一下，順時針方向揉一下。3～5分鐘。頻率為70～80次／分。

旅遊中常見不適症狀的快速調理方法

現在生活優裕了，外出旅遊的人也逐漸增加。的確，適度的旅遊是一種不錯的養生方式。但戶外旅遊，常常會遇到一些突發性的身體不適問題，比如鬧肚子、暈車等。如果處理不好，反而會使旅遊的心境產生影響，違背旅遊的初衷。現在我們就教給外出旅遊的朋友一些簡單的按摩手法，讓你不用急著找醫生也能輕鬆解決旅遊中的小麻煩。

1 三步解決暈車麻煩

（1）在第一掌骨橈側面（拇指方向），從指根向腕部方向推，同時注意在第一掌骨橈側面尋找痛點，在痛點上順時針旋轉按揉。

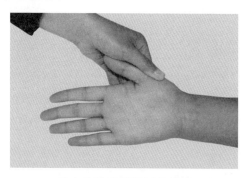

第一掌骨橈側面尋找痛點

（2）在左手掌中心，用拇指向中指根方向推、刮。

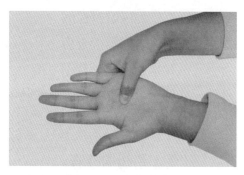

在左手掌中心，用拇指向中指根方向推、刮

（3）在手背第四、五掌骨中間，向腕部方向用力推按。

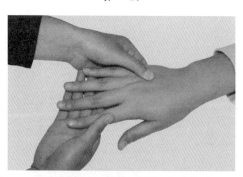

在手背第四、五掌骨中間，向腕部方向用力推按

② 巧妙調理胃部不適

（1）胃痛。用較尖的物體（比如牙籤），重力點按位於鼻尖的「素髎穴」，可止胃痛。

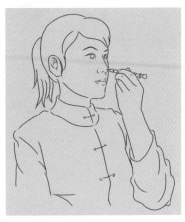

點按位於鼻尖的「素髎穴」

（2）胃痙攣引起的肚子痛。一般肚子痛時，在手心處可摸到一條硬條索，指壓時，能感受到條索會像脈搏一樣跳動。再仔細檢查患者手心手背是否發熱，若不發熱，就可能是由胃痙攣引起的肚子痛，將條索按揉推刮使其變軟或消失，肚子就不痛了。

③ 受涼引起的腹瀉

（1）在手背上骶骨反射區用力離心推按（也可以藉助刮板），注意不要弄傷皮膚。

（2）俯臥在床上，從尾骨向腰部刮痧，出痧即可。

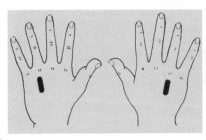

骶骨反射區

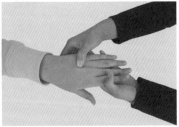

推按骶骨反射區

4 因精神緊張引起的便秘

在右手食指根部的大腸反射區反覆捻揉。

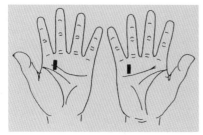

大腸反射區

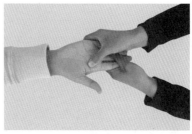

捻按右手食指根部的大腸反射區

5 嗓子痛

用小木棒在中指指甲兩側上扁桃腺反射區反覆滾壓或掐按。左邊嗓子痛做左手，右邊嗓子痛做右手，中間痛兩手都要做。

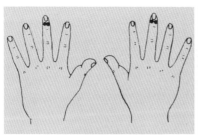

扁桃腺反射區

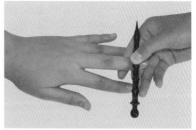

用小木棒在中指指甲兩側上扁桃腺反射區反覆滾壓

6 長時間乘車引起的腿部腫脹

在無名指和食指指背（腿反射區），從指尖往手腕方向推按，雙手都做。

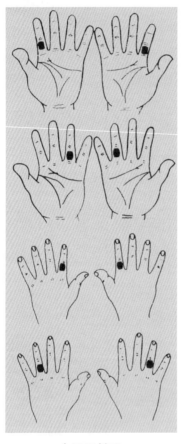

大腿反射區

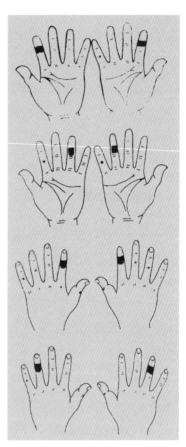

小腿反射區

常見疾患，自己輕鬆調理

1 掌部三線調理

掌部有三線，「天、地、人」即「精、氣、神」，天紋（感情線）主氣，人紋（智慧線）主神，地紋（生命線）主精。

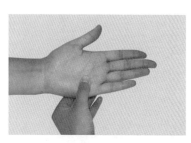

天紋調理耳朵

天紋（感情線）從尺側緣向拇指方向推，人紋（智慧線）、地紋（生命線）從虎口緣向手腕方向推，男性推單數1、3、5、7、9，女性推雙數2、4、6、8。天紋調理耳朵，地紋調理眼睛，人紋調理大腦。

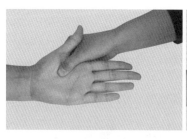

地紋調理眼睛

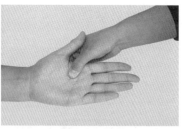

人紋調理大腦

2 膝關節疼痛調理

坐姿，雙手上舉於胸前，拇指與食指指尖相抵，中

指、無名指、小指伸直呈「OK」狀，有節奏的活動中指、無名指、小指，同時腳尖著地磕擊腳跟，口喊「OK」。

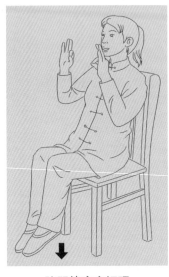

膝關節疼痛調理

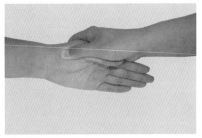

向心推拇指的橈側

③ 多夢調理

向心推大拇指、第一掌骨的尺側、背側、橈側。

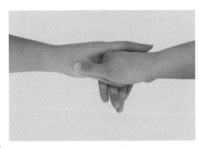

向心推拇指的背側

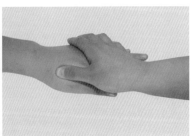

向心推拇指的尺側

4 老花眼、白內障調理

坐姿，閉目，雙手拇指、食指平伸，其餘三指勾回呈手槍狀，活動拇指、食指，同時雙腳腳尖上翹，腳跟磕地。

5 肝臟功能調理

雙手握拳，食指伸出上下活動1～2分鐘。

6 脂肪肝調理

坐姿，先按揉雙手食指尺側各1分鐘，再雙手握拳，掌面向上，食指伸出上下活動，同時雙腳大拇指同步上下活動2～3分鐘。

7 脾、胃功能調理

（1）坐姿，向心推大拇指內側各2～3分鐘。

（2）右手順時針按揉腹部100次，同時右腳配合上下活動。

（3）左手逆時針按揉腹部100次，同時左腳配合上下活動。

（4）雙手從上腹兩側季肋部向肚臍方向推100次，雙腳同時上下活動。

8 淺表性胃炎調理

雙手四指交叉抱拳，兩大拇指指尖相對，上下擠壓活動。

9 膽汁反流性胃炎調理

在食指和中指根節間夾一小木棒旋轉滾動。

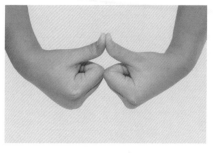
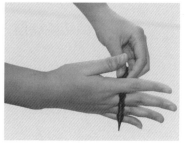

淺表性胃炎調理　　　　　　膽汁反流性胃炎調理

10 胃部功能調理

飯前半小時在手部胃反射區用浮摸法順時針旋摩36次，刺激胃液增加分泌；飯後半小時在手部胃反射區按揉36次，增加胃部蠕動功能。

11 消化不良調理

向心推中指根腹面，雙手都做。

12 老年痴呆症調理

（1）坐姿，雙手握拳，掌面向上，食指伸出上下活動，雙腳五趾同時上下活動2～3分鐘。

（2）按摩雙腳大拇指兩側1～2分鐘。

13 膽囊炎調理

在食指根節處推按和揉動。

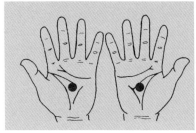

胃反射區

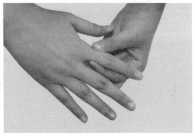

按揉胃反射區

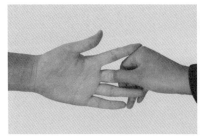

消化不良調理

膽囊炎調理

14 感冒發熱調理

（1）普通感冒。在無名指與小指間「液門穴」，用手指向指尖方向推2分鐘。雙手共4分鐘。

（2）發熱。點按「下都穴」（腋下反射區），斜向指尖方向，2分鐘。（「下都穴」，經外奇穴「八邪穴」之一，手背處，微握拳，無名指與小指間岐骨間隙中，即液門穴與中渚穴之間。）

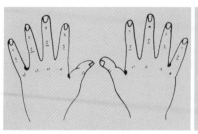 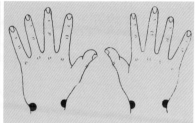

腋下反射區　　　　　　　上、下身淋巴腺反射區

（3）病菌、病毒性感冒。掐按手腕部上、下身淋巴腺反射區，手掌朝下，指尖向下。

15 打鼾調理

向心推搓無名指指腹面。

要多喝白開水，睡覺時枕頭應放置於枕骨、頸部下面，使頸椎能夠維持正常的生理弧度。

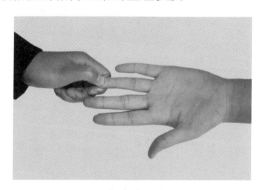

打鼾調理

16 肺部功能調理

雙手手指交叉抱拳，叩擊掌根。

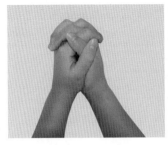

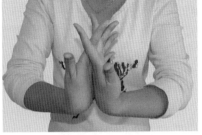

肺部功能調理　　　　　　　　心肺火旺調理

17 心肺火旺調理

雙手背部十字交叉相對，離心方向刮推。

18 背部盜汗調理

一手掌心向上平伸，用另一手指腹在掌心順時針旋摩7圈，後翻轉手背對掌心向指尖方向滑出。

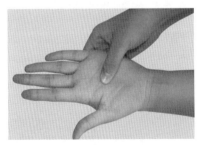

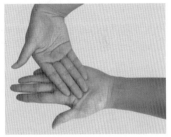

一手掌心向上平伸，用另一指腹　　手背對掌心向指尖方向滑出
在掌順時針旋摩

19 咳嗽、氣喘、胸悶調理

直立，雙手掌心朝上，從身體兩側緩緩抬起，同時用

鼻吸氣；抬至與肩同高時，雙手會於胸前，掌心向下，緩緩下壓，用嘴呼氣，靠至肚臍下方。

20 腎陰虛調理

雙手手背部順方向相對（指尖對腕部），離心拉出。

21 腎陽虛調理

雙手手背部順方向相對（指尖對腕部），向心推進。

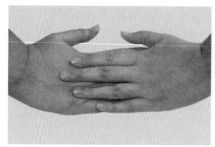 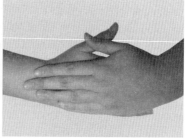

腎陰虛調理　　　　　　　腎陽虛調理

22 前列腺疾病調理

在左手中指根部離心刮1～2分鐘，每天做3～5次。

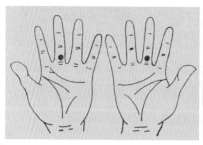 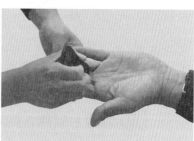

前列腺反射區　　　　　　前列腺疾病調理

23 糖尿病調理

（1）點按左右手上、下身淋巴腺反射區（即腕骨穴，手掌尺側，第5掌骨基底與鈎骨之間，赤白肉際四陷處），在掌部胰反射區用小指輕浮按揉36圈，在無名指

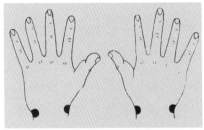

上、下身淋巴腺反射區

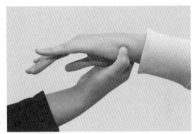

點按上、下身淋巴腺反射區

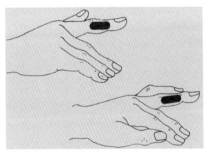

血糖反映區

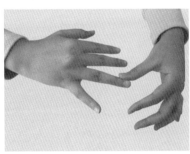

向心輕推無名指橈側血糖反映區

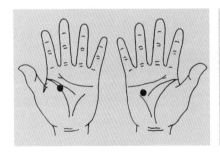

胰反射區

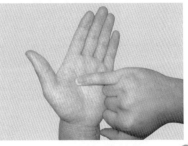

小指按揉胰反射區

207

橈側血糖反應區浮摸法向心輕推36次。

（2）熱水加一勺鹽泡腳，15～20分鐘，沾乾後將一小塊「傷濕止痛膏」貼在雙腳腳心湧泉穴上。再捻揉雙手無名指指根部1～2分鐘。

24 腎功能調理

直立。雙手握拳，置於腰部兩側，豎方向前正轉八拍，向後反轉八拍；雙拳置於胸前，同方向先向左轉動八拍，然後再向右轉動八拍；水平向心相對轉八拍，再離心轉八拍；水平同向順時針轉八拍，逆時針轉八拍；同時意念雙腎同步同方向轉動。最後，雙手置於腰背部兩腎部位相對向內旋轉按摩。做以上動作時，雙腳腳尖著地，同時磕擊腳跟。

25 心悶調理

在中指中節指骨段按壓一會鬆開，可調理心悶氣短。

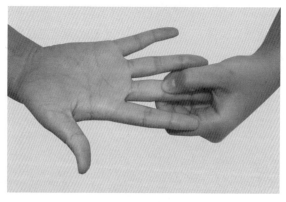

心悶調理

26 痔瘡調理

在手部肛門反射區按揉，也可順時針按揉人中（水溝穴）。

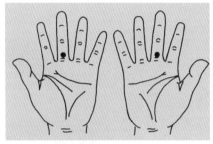

肛門反射區

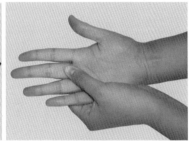

按揉肛門反射區

27 咽部不適調理

用小木棒在中指指背中節指骨段氣管反射區滾動，或中指遠節舌根反射區滾動。

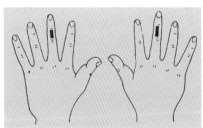

氣管反射區

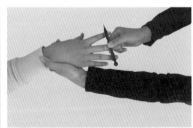

用木棒在中指指背中節指骨段氣管反射區滾動

28 胸椎疼痛調理

　　用一隻手拇指向心推按另一隻手胸椎反射區，當有壓痛點時按住不放，然後挺胸弓背前後運動3～5次，兩上臂夾緊左右擺動3～5次，雙手交替進行。

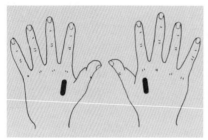

胸椎反射區　　　　　　　　　　推按胸椎反射區

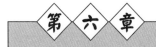

第六章

送給銀髮族的福音

對於銀髮族而言，健康就是生命，就是財富，沒有了健康，一切都會成為過眼雲烟。我經常跟一些銀髮族說：「地位是臨時的，榮譽是過去的，只有健康才是永恒的。我們要老死，不要病死」。

健康，讓夕陽更紅

我今年69歲，到了我這個年齡的人，都深刻認識到了健康的重要性，對自己的身體都看得很重。

對於銀髮族而言，健康就是生命，就是財富，沒有了健康，一切都會成為過眼雲煙。我經常跟一些銀髮族說：「地位是臨時的，榮譽是過去的，只有健康才是永恒的。我們要老死，不要病死」。我認識一位北京的老大哥，他跟我說：「我們老年人，只要能生活自理就是幸福，只要能喘一口氣就是效益」。這話說得很有道理。因此，保持

211

身體健康，就是我們銀髮族的頭等大事。

醫聖孫思邈千年前就說過：「命貴千金」。2001年，侯耀文來西安，專程來找我，讓我給他看看，他說自己太累了，晚上還要趕場子。我說他的心臟有問題，不要趕場子，把金錢、名譽不要看得太重。後來，他去世了，留下幾千萬，可是命沒了。這讓我感慨了很長時間。

進入老年是人生中的一次重大轉折。銀髮族們告別了工作多年的崗位，卸下了養家糊口的重擔，本該進入頤養天年的美好時光，品味人生，享受人生。然而，由於機體組織的衰老及功能的減退，各種老年性疾病也會接踵而來。很多銀髮族在退休後，身體出現了各種各樣的不適，如便秘、失眠，甚至老年痴呆等，不僅自己痛苦萬分，有的還給家庭和子女帶來了經濟上的負擔。

銀髮族們如何擁有良好的體質，健康活到100歲呢？

首先，要有良好的心態，適當運動；其次，要掌握一些養生長壽的基本常識，還要懂得一些老年常見病的自我調理方法。

下面，我們送給銀髮族一些保持身體健康的「福音」，願天下銀髮族的夕陽人生更紅更美！

這樣搓手，才能提高免疫力

弘揚國醫，貴在傳承。一般人認為，天氣寒冷時，搓手心可以取暖。其實這是錯誤的。我們看動物都有一個本

能，猴子都是搓手背。實際上搓手取暖，都在手背上。

中醫認為，肺屬金，脾屬土，心屬火，肝屬木，腎屬水。肺臟緊貼背部，腎臟也在腰背部，五臟熱了，全身也都熱了。我們不妨試一試，用一隻手掌心搓另一隻手的手背，脊背就感覺熱了。手心為陰，手背為陽，同性相斥，異性相吸，所以要用手心搓手背。

「腎為先天之本」，「腎氣足，百病除」。「脾是後天之本」。肺主一身之氣和呼吸之氣。這三個臟器調節好了，免疫功能就提高了。

●送您一招

教您一個養腎的簡單方法：站立，雙手放在背部命門穴位置，手心相對，踮腳跟5分鐘。（「命門穴」，督脈，背部與肚臍相對位置。）

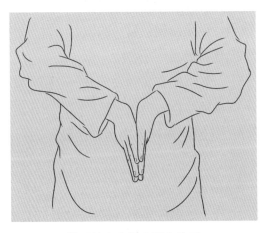

雙手放在背部命門穴位置

降血壓，中指按摩是關鍵

高血壓是中銀髮族的常見病。高血壓的危害主要在於對心、腦、腎等器官的損害，嚴重時可威脅人的生命。腦卒中、心力衰竭、心肌梗塞、尿毒症等是高血壓的主要併發症，也是造成高血壓患者的主要死亡原因。

銀髮族患高血壓不要緊，重要的是保持平靜的心態，避免情緒激動及過度緊張和焦慮，樹立戰勝疾病的信心。

我們的雙手中指兩側是人體的血壓反射區，正確地按摩這裏，可以有效地降血壓。我到各個地方講學或義診，總能遇到患高血壓的銀髮族，我教給他們這個方法，當場就能把血壓降下來。2009年夏天，我到藥王孫思邈的故鄉——陝西耀縣去講學，當場隨機叫了3位高血壓患者，按照我說的方法，其中一位自己給自己按摩，另外兩位互相給對方按摩，結果血壓都有了明顯的下降。這樣成功降血壓的例子已經有幾萬例了。

【手法】一隻手與心臟同高，五指分開，掌心朝下。用另一隻手拇指和中指的指腹，輕輕貼浮（浮摸法）於該手中指兩側，輕輕地從指尖向指根推動，到指根處掐一下，繞小指返回。

此動作連續做3分鐘，速度一致，1次1秒。做完一隻手再做另一隻手，動作要求、操作方法同前。兩隻手做完後，血壓可降5～10個毫米汞柱（mmHg）。

此手法 1 天做 3 次。根據人體生物鐘，最好早上 9 點前去做，中午 11 點至下午 2 點做，下午 5 點後做。

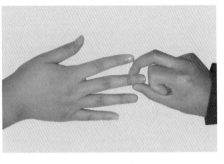

降血壓，中指按摩是關鍵

按摩降血壓，貴在堅持。平時所用降壓藥不能停，隨著病情逐漸好轉，逐步減藥量。就像我們從一個地方到另一地方，身體要逐步適應。

●送您一招

在足部大敦穴與太衝穴之間，有一個穴位，叫降壓穴，也叫高血壓點。取該穴，用中指斜頂向腳尖方向點按 3～5 分鐘，用力不要太大，對高血壓的調理效果較好。

【取穴方法】可採用正坐或仰臥的姿勢，雙腳大拇趾根粗橫紋中央。

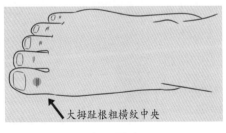

大拇趾根粗橫紋中央

高血壓點

十指摩擦降血脂

高血脂是中老年人的常見病——高血脂症的俗稱，可引發多種心腦血管病，是威脅中老年人生命的罪魁禍首之一。

一般來說，血脂異常的銀髮族在生活方式上就要特別注意了：合理飲食搭配，戒菸忌酒，適當運動。此外，經常做一些手部按摩，也能很好地控制血脂。

【手法】雙手五指相對，轉動摩擦指尖（指肚，血脂反應區）。轉摩10圈。

轉10圈後，一隻手與心臟同高，五指分開，掌心向下。用另一隻手拇指和食指指腹輕輕貼浮於該中指兩側的上緣（赤白肉交際的上方），輕輕地從指尖向指根推動，推2分鐘。兩手共用4分鐘。

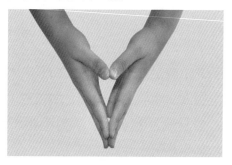

雙手十指相對，轉動摩擦指尖

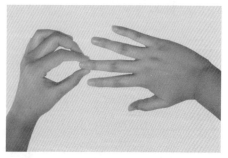

用另一隻手拇指和食指指腹輕輕貼浮於中指兩側

● 送您一招

食療：白蘿蔔（水蘿蔔）一根，按患者拇指尖到中指尖長度等長，自身一榨長。切兩段，分開榨汁。上午喝頭部，下午喝尾部。空腹喝，每月連喝5天。有降血脂功效。

用心調理，改善動脈硬化

有的老年人由於膳食結構不合理，過多攝入脂肪，久不運動，身體發福，膽固醇超標，導致血液黏度增加，動脈血管硬化。2009年春節期間，我去看望我的姐姐，碰巧有一位鄰居來串門。這位鄰居姓王，說自己被診為心臟病，吃了多年的藥，也不見好轉，讓我給她看看。

我發現她的手上心臟反射區有白點，食指指甲上有豎條紋，脾反射區有凹陷，血管的彈性也不好，後來又在她的足部拇趾邊緣發現了痛點。我告訴她，她患的可能是腦動脈硬化，而不是心臟病，建議她到醫院拍片檢查。過了兩天，她握著我的手說：「太神奇了！就是腦動脈硬化。」因為血流不暢累及心臟，因而被誤診為心臟病。我又告訴她治療動脈硬化的按摩方法。2010年春節，她主動給我打來電話，說自己的病好多了，也不頭痛了。

動脈硬化的中銀髮族每天可在手部心臟反射區順時針

按揉一下，再向心方向刮一下，每次3～5分鐘，每分鐘72次。只要用心調理，堅持自己給自己按摩，會有十分明顯的效果。

● 送您一招

　　食療：3碗水，3頭大蒜，將其熬成1碗，加一撮黑糖服用。碗口大小按自己雙手拇指與食指圍成的圓形大小。大蒜帶皮洗淨，服用時撈出。黑糖（不要紅糖）用量按自己五個手指捏一撮（1天量）。每月連服7天。有改善動脈硬化的功效。此食療對改善心臟病也有奇效。

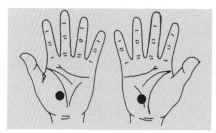

心臟反射區

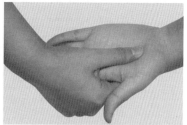

改善動脈硬化

腿痛要揉無名指

　　我有一位新疆的學生，他家三代中醫，可就是醫不好自己母親的腿痛病。2003年，他學習了季氏反射療法，

在結業座談會上，他非常感慨地說：「對我母親的病，什麼方法都用過了，針灸、注射激素、敷藥、烤電等，就是不見好轉，可用季氏療法治療3天，她自己就能下地走路了，這事真是太怪了！」

其實，只要在手上找準反射區，反射療法治療久治不癒的腿痛病，也是有可能的。我們的雙手無名指和食指，就是腿的反射區。所以，患有腿痛的銀髮族，可在這裏找敏感點並加以適當按摩。

「腿痛」分很多種，有氣血循環性關節炎、風濕性關節炎、退行性膝關節炎、外傷性膝關節炎等。首先要弄清屬哪一種腿痛，不同病症要採用不同的治療方法。

1 氣血循環性關節炎

氣血循環性關節炎表現為：整個腿不舒服，雙腿沉重，氣血循環不暢。

【按摩手法】

（1）在無名指橈側（向拇指方向），從指尖向指跟方向用力推，推到指跟壓一下，推5次，每推一次，在指跟壓一下。

（2）再在指跟與掌骨連接處順時針揉一下，再按壓一下，做5次。

（3）做完再在尺側（向小指的方向）做一遍，方法同橈側。共20次。

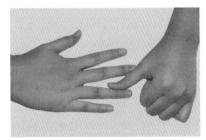

按壓無名指橈側

2 風濕性關節炎

風濕性關節炎表現為：腿關節紅、腫、熱、痛明顯，不能活動，伸屈不利。

【按摩手法】

（1）坐正，腿成90度，雙手掌心輕輕的轉揉雙腿膝關節，輕轉，越輕越好，自己感覺手心凉，關節熱。（祛風）

（2）重按一下，輕柔一下。（祛濕）

（3）使勁揉。以自身感覺膝關節發熱為度。（祛痛）

（4）用手背拍腿，自己感覺凉，排寒氣。（不要用手掌面拍）

3 退行性膝關節炎

退行性膝關節炎表現為：膝關節活動時疼痛，其特點是初起疼痛為發作性，後為持續性，勞累後加重，上下樓梯時疼痛明顯；膝關節周同有壓痛，活動髕骨時關節有疼痛感。

【按摩手法】

用小木棒在無名指掌側面近節指骨段與中節指骨段連接處（膕窩反射區）滾動。每次1分鐘，活動韌帶，時間長了韌帶就分開了。

4 外傷性膝關節炎

外傷性膝關節炎表現為：韌帶長時間不活動，萎縮，害怕受凉。

【按摩手法】

（1）不要讓膝關節受涼，雙手輕揉膝關節。

（2）用小棒在無名指「膕窩反射區」和受傷部位相應的反射區滾動。先滾動膕窩，首先調整韌帶，再調整受傷部位。

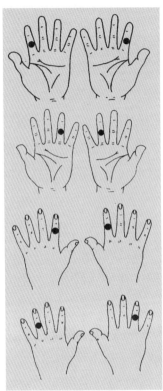

膕窩反射區

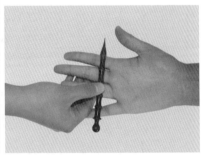

退行性膝關節炎調理，用小木棒滾動膕窩反射區

●送你一招

【食療】葱白15克搗爛，萊菔子（白蘿蔔籽）15克磨為末，醋適量，共同調勻，做成餅狀，貼於患處。可治腿痛。

反射療法調理便秘有奇效

　　大多數銀髮族容易得便秘，便秘期間經常出現腹脹，還伴有口臭、面色萎黃、頭暈乏力等，很是難受。導致便秘的原因有很多種，許多便秘與我們日常生活習慣息息相關。

　　年輕人由於工作壓力大、心理過度緊張，加上不注意身體鍛鍊、飲食過於精細等原因，會造成便秘；老年人由於身體的各個器官正處於萎縮狀態，在生活習慣上稍不留神，就會便秘。

　　中國醫學認為，便秘是大便秘結不通，排便時間延長，或欲大便而艱澀不暢的一種病證。在正常情況下，食物通過胃腸，經過消化和吸收，所餘殘渣的排泄，常需24～48小時。如排泄時間超過48小時，即可視為便秘。由於便秘而濁氣不降，往往有頭痛頭暈、口臭、腹中脹滿，甚則疼痛、脘悶噯氣，食慾減退，睡眠不安，心煩易怒等症狀。長期便秘，可引起痔瘡；排便時太過用力，還可導致肛裂。

　　有很多人便秘，是長期坐姿不動造成的。特別是晚飯後不運動，坐著看電視，這樣腸道不蠕動，腸內氣體積聚於升結腸、降結腸與橫結腸連接的兩個拐彎處，慢慢膨脹，最後便排不出去。

　　在這種情況下，有些人會用順時針方向推揉大腸，希

望加速排便，其實這樣做越揉越積，反而排不出去。

【正確的做法】先逆時針方向推揉大腸一會(36次)，使腸內空隙增大，氣體流動，腸蠕動增加，再順時針揉動36次，然後雙手在腰部肚臍上兩側，揉動橫結腸兩邊的拐彎處，排出氣體，一般就能解決便秘問題。

【再一個方法】揉、捏食指、中指和無名指的根部，一揉一捏（近節指骨段有升結腸、降結腸、直腸反射區），馬上就有想放屁的感覺。這樣治療便秘，效果也很好。

我有一個朋友，已有3年的便秘經歷。起初他曾用果導片、番瀉葉等進行便秘治療，開始效果還滿意，但一停藥，馬上復發。後來，我教給他手療的方法，他堅持按摩一個月後，大便就正常了。

如果是長期便秘，還可以採用以下方法。

【基本手法】胃反射區順時針按揉36次，脾反射區用浮摸法順時針旋轉揉動64次，肝反射區用浮摸法逆時針旋轉49次，小腸反射區先逆時針後順時針各按揉36次，大腸反射區按腸道走向推按59次，腹腔神經叢反射區橫「8」字形按揉64次，肛門反射區離心推按49次。

該方法每天早晚各1次，堅持按摩，一定會收到很好的效果。

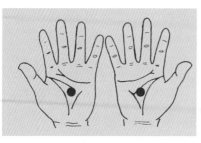

胃反射區

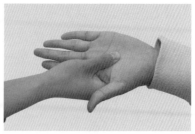

按揉胃反射區

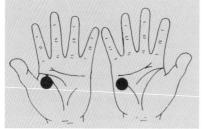

脾反射區

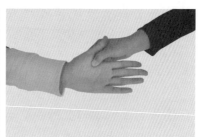

浮摸脾反射區

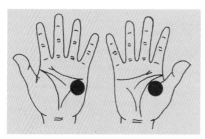

肝反射區

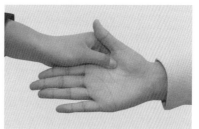

浮摸肝反射區

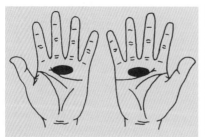

小腸反射區

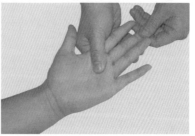

按揉小腸反射區

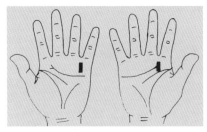

大腸反射區

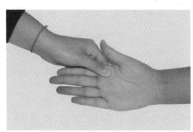

按揉大腸反射區

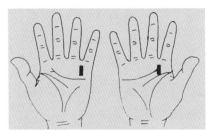

大腸反射區

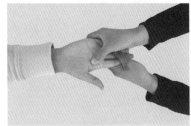

推按大腸反射區

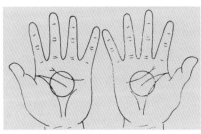

腹腔神經叢反射區

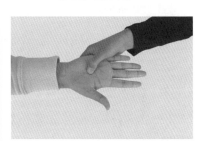

按揉腹腔神經叢反射區

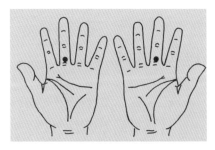

肛門反射區

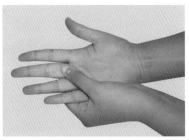

推按肛門反射區

告別失眠，與心臟説晚安

大多數銀髮族的睡眠品質不好，有的多夢，有的睡眠時間太少，甚至有的根本就睡不著。由於嚴重失眠，有的銀髮族不得不靠安眠藥來催眠，久而久之便與安眠藥就成了「好朋友」，對安眠藥產生了依賴心理。由於老年人肝腎功能隨年齡的增加而減退，長期吃安眠藥可造成肝腎功能衰竭，誘發其他疾病。所以，銀髮族還是少吃安眠藥為好。

歷代醫家認為失眠以七情內傷為主要病因，病位主要在心，並涉及肝、脾（胃）、腎三臟，陰陽失調為該病之本，或陰虛不能納陽，或陽盛不得入陰。《靈樞·大惑論》指出：「衛氣不得入於陰，常留於陽。留於陽則陽氣滿，陽氣滿則陽蹻盛；不得入於陰，則陰氣虛，故目不瞑矣。」可見，機體諸臟腑功能的運行正常且協調，人體陰陽之氣的運行也正常，則人的睡眠正常；反之，就會出現睡眠障礙——失眠。

所以，要想安然入睡，在手療手法上，我們也要從「心」上下工夫，同時按揉調理肝、脾、腎等反射區，以達到陰陽調和。

【按摩手法】點按手部心、肝、膽、脾反射區各49次，再點按腎、腦垂體反射區各81次，頭部反射區按揉59次，頸項反射區捻揉1～2分鐘。

此外，還要養成好的睡眠習慣，調整好自己身體的「生物鐘」。一般情況下，能取得較好的睡眠品質的入睡時間是晚上9點到11點，中午12點到1點半，凌晨2點到3點半，這時人體精力下降，反應遲緩，思維減慢，情緒低下，利於人體轉入慢波睡眠。

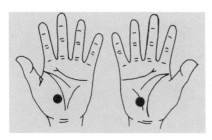

心反射區

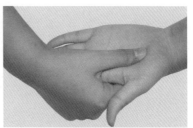

點按心反射區

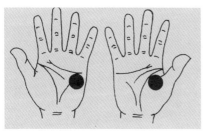

肝反射區

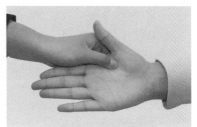

點按肝反射區

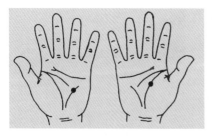

膽反射區

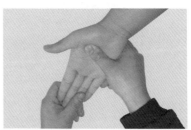

點按膽反射區

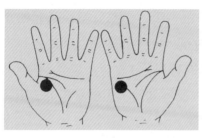

脾反射區

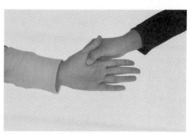

點按脾反射區

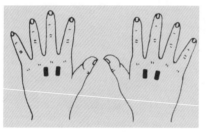

手背腎反射區

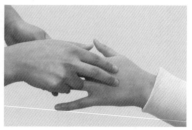

點按腎反射區

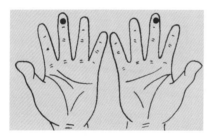

腦垂體反射區

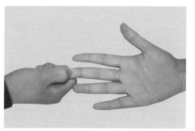

點按腦垂體反射區

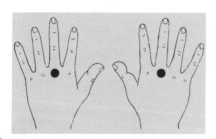

頭部反射區

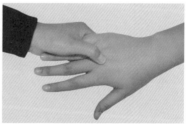

按揉頭部反射區

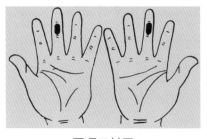

頸項反射區

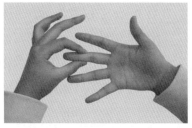

捻揉頸項反射區

銀髮族也要有愛美之心

愛美之心，人皆有之，老年人也不例外。尤其是中老年婦女，哪個不想青春永駐呢？養顏的前提是健康，所以首先要做好個人保健。

主要方法是：

1. 手放在下腹部，在右手的尿道和陰道反射區用小指向心輕輕推36次，每天做3～5次。

2. 在卵巢反射區按揉36次。

3. 在中指腦垂體橈側的下丘腦反射區上點按59次。

4. 在中指指肚上畫一個直徑約半公分的圓，靠橈側1/3處為腦垂體前葉，在此處點按81次。

老年人性激素分泌減少，就顯得衰老。對中老年女性來說，點按腦垂體前葉可以直接作用於卵巢、脾、肝等臟器，刺激分泌荷爾蒙，有助於延緩衰老，恢復青春。

5. 用食指和拇指捻揉甲狀腺和甲狀旁腺反射區。

6. 在手背腎上腺反射區快速推按81次。注意只推按腎上腺反射區，不要把腎反射區連在一起推，若不習慣用小指和無名指，可以用中指和食指。

　　以上方法，每週至少做3次，最好每天做1次，貴在堅持，要有足夠的恆心和耐心。

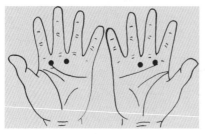

卵巢反射區

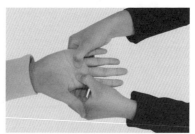

按揉卵巢反射區

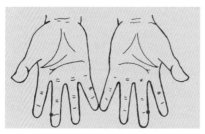

下丘腦反射區

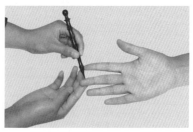

點按下丘腦反射區

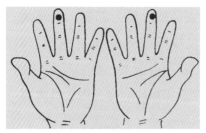

腦垂體反射區

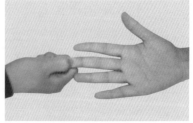

點按腦垂體反射區

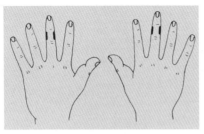

甲狀腺反射區

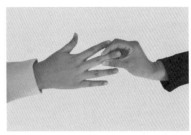

捻揉甲狀腺反射區

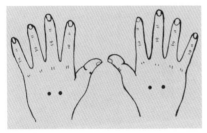

腎上腺反射區

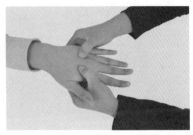

快速推按腎上腺反射區

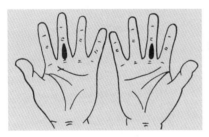

尿道和陰道反射區

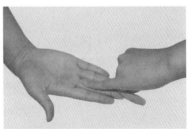

輕推尿道和陰道反射區

　　男性銀髮族也可以參照上述方法，但應注意，一是用小指在左手前列腺反射區用輕手法向心推按72次；二是在睪丸反射區向心按揉72次，都有刺激性激素分泌的作用；三是在中指肚腦垂體正中點81次。其餘反射區和方法與女性一樣。

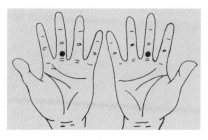

前列腺反射區

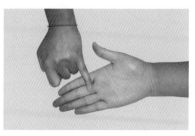

推按前列腺反射區

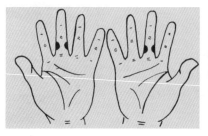

睾丸反射區

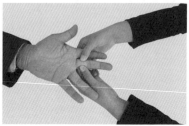

按揉睾丸反射區

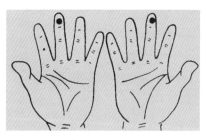

腦垂體反射區

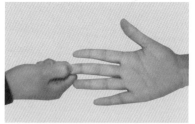

點按腦垂體反射區

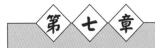

送給孩子們的福音

現在的年輕父母，撫養一個孩子著實不容易。孩子一旦有個頭痛腦熱，全家人就著急上火。所以，孩子的身體狀況，直接決定著全家人的健康狀況。寶貝少生病、媽媽才能少擔心，全家人才能放心。

寶貝健康，全家安心

我們經常會看到這樣一種場景：年輕的父母慌慌張張地抱著孩子來醫院看病，從排隊、掛號、檢查，到輸液住院，一頓折騰之後，幾個小時就過去了，孩子和父母，甚至爺爺、奶奶、外婆、外公都已經筋疲力盡了。

現在的家庭，基本上是一個孩子。對於父母而言，這僅有的一個寶貝，就是上天賜給整個家庭的福氣。孩子健康了，整個家庭就快樂幸福；孩子生病了，全家人都精神緊張，恨不得是大人替孩子生病。甚至有的家庭，孩子一

233

生病，父母也跟著生病。我有一個朋友，每次孩子生病後，她就會緊接著生病，工作就會受到影響。

孩子的健康，關係到父母的健康。我認識一位中學教師，孩子患有呼吸系統疾病。每年冬天，孩子總要生一次病。每次孩子一有生病症狀，她就急忙把孩子往醫院送，折騰半天後，孩子的病情往往加重。2008 年冬天，孩子的病又犯了，而且住院半月，病情不但沒有好轉，反而惡化。孩子的病讓整個家庭陷入深深的憂愁中。2009 年的春節，孩子、父母、爺爺、奶奶、外婆、外公，一家人都是在醫院過的年。年後，孩子的病好了，可是除了爸爸，其他人都病倒了。

現在的年輕父母，撫養一個孩子著實不容易。孩子一旦有個頭疼腦熱，全家人就著急上火。所以，孩子的身體狀況，直接決定著全家人的健康情況。寶貝少生病，媽媽才能少擔心，全家人才能放心。

動動小手，疾病全走

我們經常讓孩子動手，可是很多父母卻不瞭解「動手」的含義。孩子的小手和大人的手一樣，擁有近百個反射區。而且孩子的陽氣較足，能量積存較深，加之平時多動，透過正確地「動手」，孩子們身體的自癒能力很容易就會被激發出來。

我經常和孫子一邊玩，一邊做「手操」。結果，自從

做「手操」以來，孫子的生病次數逐漸減少了，身體變得更加結實了。2008年幼兒園發生過一次流感，一個班的小朋友病倒了一大半，我孫子卻沒有被感染。2009年「甲流」期間，家裏人非常擔心孩子的健康，我每天早上和晚上堅持陪孫子做「手操」，我孫子正常上幼兒園，也沒有被傳染。後來，我又把這套「手操」教給鄰居的孩子，鄰居的孩子也很喜歡。

其實，這套「手操」動作很簡單，父母和孩子可以一邊玩耍，一邊做。下面我把方法教給年輕的父母，願天下的寶寶都能健康成長。

第一步：小小手掌胸前放，雙手合十上下搓。

【方法】讓孩子雙手放在與心臟同高的位置，手掌相對，上下摩擦。按摩時間大約1分鐘。

第二步：手心手背交叉放，搓搓手背身體壯。

【方法】先將右手手掌放在左手手背上，使左手和右手呈「十」字，右手手掌上下按摩左手手背，按摩時間大約為1分鐘。然後再換左手手掌按摩右手手背，方法和時

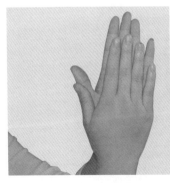 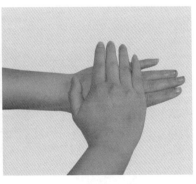

手掌相對，上下摩擦　　　　　手心手背交叉摩擦

間一樣。

第三步：十個指頭頭對頭，拍拍十個小指頭。

【方法】將十個指頭分開，指腹相對，貼緊，其餘部分分開，然後相互拍打。拍打時間大約為1分鐘。

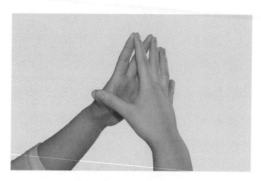

十指分開，相對拍打

第四步：手腕兩側有對寶，經常揉它提高免疫力。

【方法】先用右手拇指和中指揉左手手腕，按揉時間大約為1分鐘；再用左手拇指和中指揉右手手腕，按揉時間也為1分鐘。（手腕兩側為淋巴腺反射區，經常按揉可提高孩子免疫力。）

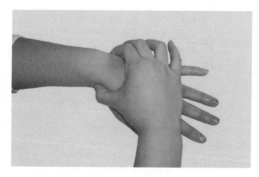

用拇指和中指按摩手腕

用手療的方式讓孩子胃口大增

2004年我去陝西藍田義診，見到了一個小孩。這個小孩4歲，很瘦，個子不高。孩子的奶奶告訴我，孩子平時除了經常感冒外，也沒什麼大病，就是不好好吃飯，碰到愛吃的還吃兩口，不愛吃的連看都不看，各種健胃的、消食的藥，孩子一見就哭鬧不吃。孩子的奶奶問我有沒有辦法讓孩子多吃飯。

我當場給孩子進行了手部按摩，並讓孩子的奶奶記住按摩的位置和方法，回去早晚給孩子按摩。2005年，我又去藍田辦事，在街上，孩子的奶奶認出了我，握著我的手說：「季老師啊，謝謝您啊！我孫子現在想吃飯了，不厭食了，身體美得很！」

現在，人們的生活水準提高了，想吃啥就能吃到啥，尤其是孩子想吃的，父母都會盡力去做。孩子就是家中的寶啊！孩子吃飯香，父母就高興；孩子稍有挑食厭食，父母就發愁。

孩子偏食厭食多因過量飲食、餵養不當、營養過剩或不足、胃部痙攣、精神緊張等所致，是消化功能紊亂的一種表現，在中醫學中屬「食積」範疇。胃口不好的孩子往往表現為食慾缺乏，無進食慾望，甚至拒絕飲食，伴有腹脹、腹瀉、消瘦、肢體無力、多汗、噁心嘔吐等。

要想讓孩子胃口好、吃飯香，首先要改變不良的生活

飲食習慣。此外，按摩手部的胃、脾、小腸等反射區，
可增進孩子的食慾。具體方法有6個步驟。

第一步：肝反射區逆時針按揉49次；

第二步：脾反射區順時針浮摸64次；

第三步：胃反射區順時針按揉72次；

第四步：小腸反射區順時針按揉60次；

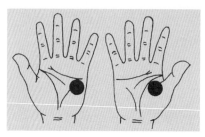

肝反射區

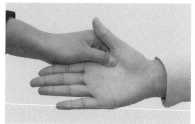

按揉肝反射區

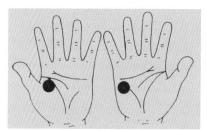

脾反射區

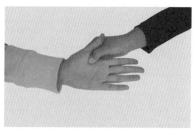

浮摸脾反射區

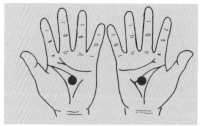

胃反射區

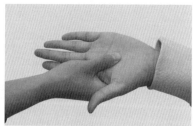

按揉胃反射區

第五步：腹腔神經叢反射區順時針按揉64次；

第六步：腦垂體反射區點按81次。

在以上反射區按摩的基礎上，如果再在孩子的手背頸椎、腰椎、骶骨、尾骨反射區各推按約1分鐘，那麼孩子的個頭也會隨之長高，可以達到一箭雙雕的效果。

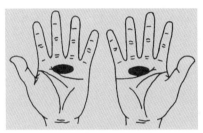

小腸反射區

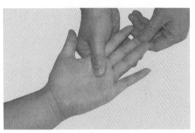

按揉小腸反射區

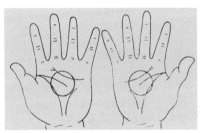

腹腔神經叢反射區

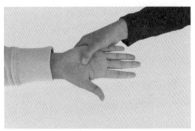

按揉腹腔神經叢反射區

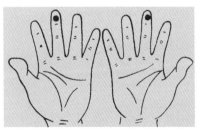

腦垂體反射區

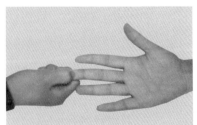

點按腦垂體反射區

寶寶嘔吐，媽媽莫驚慌

　　一些年輕的媽媽，由於沒有餵養經驗，看到寶寶嘔吐就驚慌失措。其實，嘔吐是新生兒較常見的一種現象。新生兒胃呈水平位，胃容量小，胃的肌肉力量弱，功能尚不健全，最容易發生吐奶等現象。再加上受涼、食物不潔、餵養不當、飲食失調、脾胃虛弱，或是某些疾病的併發症等原因，寶寶就會有嘔吐、腹脹等症狀，並伴有厭食、噯氣、大便溏薄、身體困倦等。

　　遇到這種情況，媽媽切莫驚慌，要仔細觀察寶寶嘔吐的症狀、次數和吐出的東西。

　　如果屬寒吐，寶寶就會喜熱惡寒，神疲肢冷，面色蒼白，食入不化，吐次多而吐出物少，無酸臭氣，朝食暮吐。

　　如果屬熱吐，寶寶就會面赤唇紅，發熱煩躁，口渴飲冷，吐的次少而吐出的東西多，並有酸餿氣味，小便色赤，大便乾。

　　如果屬傷食吐，寶寶就會噯氣（打嗝）吞酸，厭食，脘腹脹滿，煩躁不安，嘔吐之物有酸餿氣味，吐後得安。

　　但無論哪種嘔吐，嘔吐後，要用溫開水給寶寶漱口，清潔口腔，去除臭味。

　　如果寶寶嘔吐的原因不是因某些疾病引發的，媽媽可透過按摩寶寶的小手來調理嘔吐。

【具體方法】頸椎、胸椎、腰椎反射區向心各推59次，用力要輕；食道、胃反射區離心推72次；肝反射區逆時針按揉49次；脾反射區用浮摸法順時針揉64次；腹腔神經叢反射區橫「8」字形按揉64次；大腸反射區按腸道走向推59次；上、下身淋巴腺反射區點按81次。

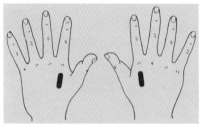

胸椎反射區

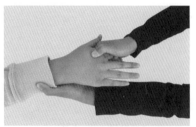

推按胸椎反射區

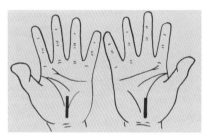

食道反射區

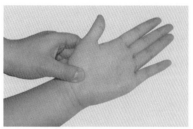

推按食道反射區

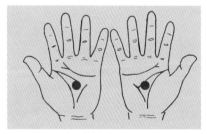

胃反射區

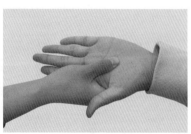

按按胃反射區

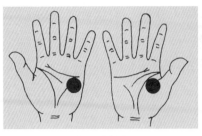

肝反射區

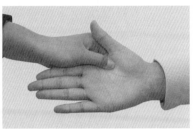

按揉肝反射區

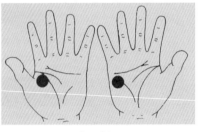

脾反射區

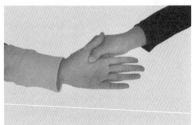

浮摸法揉脾反射區

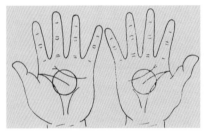

腹腔神經叢反射區

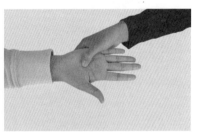

按揉腹腔神經叢反射區

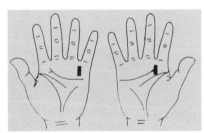

大腸反射區

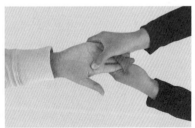

推按大腸反射區

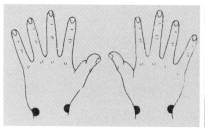

上、下身淋巴腺反射區

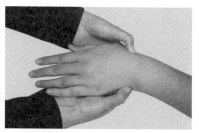

點按上、下身淋巴腺反射區

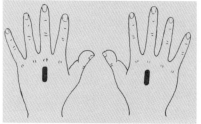

腰椎反射區

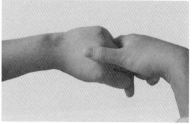

推按腰椎反射區

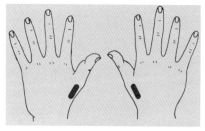

頸椎反射區

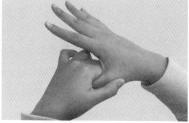

推按頸椎反射區

不要給孩予胡亂退燒

　　年輕的媽媽們，當你們發現自己的孩子體溫稍微有點高時，你們的第一反應是什麼呢？是急忙翻箱倒櫃找退燒

藥，還是慌慌張張帶孩子去醫院？

其實，孩子發燒時，只要精神尚好，活動起來還有興頭，那就不需要胡亂吃退燒藥退燒，或立即送醫院打退燒針。爸爸媽媽們只要定時為孩子測量體溫，觀察孩子體溫變化，並注意有沒有其他病症，之後，再有針對性地去找兒科醫生。

民間有一種說法叫「燒壞腦袋」，認為發熱對孩子的身體很不利，燒太久了可能會把寶寶的腦子燒壞。其實，僅僅是發熱，並不一定就能「壞腦子」。那要看是什麼原因引起的發熱。咳嗽、鼻水、腹瀉、嘔吐、感冒等都可能引起發熱，但不會「燒壞腦子」。媽媽們一定要認識到發熱只是疾病的一種外在症狀，真正影響腦部的是腦部嚴重感染病症，比如腦炎、腦膜炎等。

所以，媽媽們在沒有找到孩子發熱的真正原因時，千萬不要盲目為孩子退燒。

如果孩子的體溫沒有超過39℃，我們可以採用以下方法為寶寶降溫：

肺反射區用浮摸法向心按72次，氣管反射區向心推按36次，大腸反射區按照腸道走向推59次，扁桃體反射區向心按揉47次，肝反射區逆時針按揉47次，脾反射區順時針按揉64次，上、下身淋巴腺反射區向心按揉81次，腋下反射區離心按揉47次，手背向心快速輕輕摩擦3～5分鐘。

同時，爸爸媽媽還可以用物理降溫的方法幫孩子把體溫降下來，如用小毛巾包上冰袋在額頭冷敷，用稀釋的酒

精擦拭背部等。孩子在發燒期間，要多喝水，防止身體脫水。

總之，孩子出現發熱，媽媽們首先做的不是胡亂找藥來降溫，而是要觀察發熱的具體表現，找到引起發熱的原因，對症下藥，以免貽誤治病的最好時機。

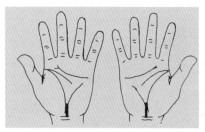

氣管反射區

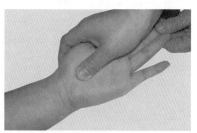

推按氣管反射區

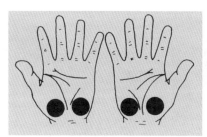

肺反射區

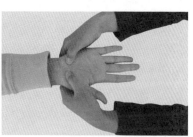

浮摸法按肺反射區

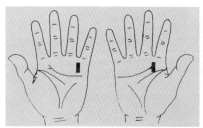

大腸反射區

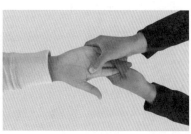

推按大腸反射區

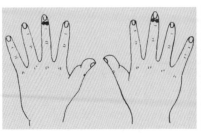

扁桃體反射區

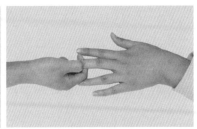

按揉扁桃體反射區

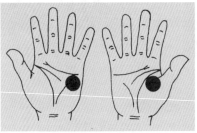

肝反射區

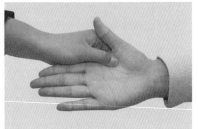

按揉肝反射區

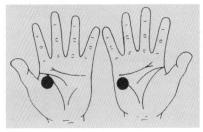

脾反射區

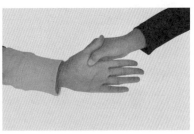

按揉脾反射區

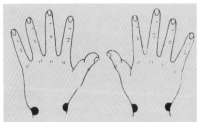

上、下身淋巴腺反射區

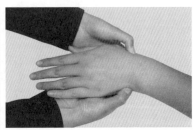

按揉上、下身淋巴腺反射區

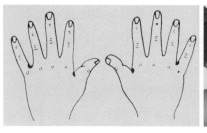 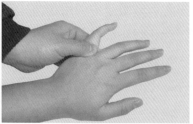

腋下反射區 　　　　　　　　按揉腋下反射區

常按反射區，保護孩子的視力

　　現在的孩子，功課壓力大，或者沉迷於電子遊戲，眼睛長期處於疲勞狀態，很容易誘發近視。我們經常看到，有些小孩子，不到10歲就已經戴上了眼鏡。孩子戴上了眼鏡，眼睛藏在厚厚的鏡片後面，久而久之，眼裏就沒有了靈氣。

　　我們小區有個孩子，小的時候，眼睛又大又亮，小區裏的人都誇這個孩子機靈、聰明。上了小學以後，不到五年級，眼睛就近視了。家長說孩子天天玩電子遊戲，視力下降的很快，去醫院檢查，醫生說是假性近視，要針灸按摩調理。孩子的媽媽帶著孩子來找我，我給他制定了調理計劃，並教給他自己按摩的方法，結果不到3個療程，孩子的視力就恢復了。

　　其實，孩子視力下降了，家長不要急著去給孩子配眼鏡，要先去醫院作一個檢查。如果是假性近視，就不需要

忙著戴眼鏡，利用藥物、針灸及理療儀器，或由孩子自身強化眼肌鍛鍊，放鬆肌肉，緩解疲勞，完全可以使視力恢復到正常狀態。

反射療法調理假性近視的有效部位有3處：掌面無名指第一、二節指骨間關節；掌面手心附近肝反射區；手背側小指走向下行的上、下身淋巴腺反射區。

當過度用眼而導致視力下降時，輕緩地揉壓以上各部位，每日早、中、晚3次，每次連續揉壓108下，最後一下按壓10秒左右。只要堅持不懈，漸漸就會使視力得到恢復。

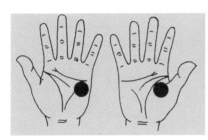

肝反射區

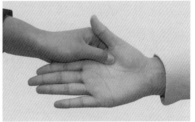

揉按肝反射區

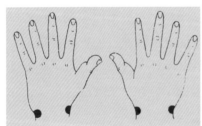

上、下身淋巴腺反射區

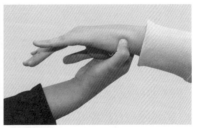

按揉上、下身淋巴腺反射區

孩子流鼻血了，該怎麼處理？

　　流鼻血，在醫學上稱之為「鼻衄」，多因「肺燥血熱」引起鼻腔乾燥，局部毛細血管韌度不夠，破裂所致。小孩的鼻中隔區域有數條血管交會，且又是動脈，所以出血量較多。

　　如果孩子除經常流鼻血外，平時流出的是黃色或綠色的鼻涕，嘴唇經常殷紅，有口氣，多數情況下屬是燥熱。遇到這種情況，首先應當給孩子清熱，平日不要讓他吃過量香口的食物，零食如巧克力、曲奇餅、薯條等，也非常燥熱，應儘量少吃。還有一種情況，就是體質虛弱的孩子也容易流鼻血，比如經常感冒的小孩。因為感冒會使得鼻粘膜的抵抗力降低，加上感冒時，鼻塞、流鼻水、鼻膿等會使小孩用力擤鼻涕、挖鼻孔等，因而流鼻血的幾率會大於其他小孩。

　　一般情況下，大多數家長在孩子流鼻血時，會有以下不合適的處理方式：用衛生紙、棉花塞入孩子的鼻腔，或讓孩子平躺下來。這兩種方法本意都是想止血，但卻會讓孩子的鼻腔甚至其他部位進一步受到傷害。用衛生紙或棉花塞入孩子的鼻腔，常會因壓力不夠或部位不對，不但不能止血，還會讓孩子嬌嫩的鼻腔再次受傷。讓孩子平躺下來，也是不合適的，因為孩子一躺下來，原本往外流的鼻血就會往後流入口腔，流向喉嚨，容易嗆入氣管及肺內，

造成呼吸道梗阻，或因吞入大量血液，刺激胃壁引起嘔吐。

如果孩子流出的血量不大，父母無須過分擔憂。當孩子鼻出血時，父母要用食指、中指、無名指挾住手部鼻反射區。手法如下：

食指、無名指在下，中指在上，挾住鼻反射區，直到鼻血止住。

除此之外，父母平時應給孩子多在以下反射區按摩：兩肺反對射區相對按揉36次，脾反射區順時針按揉64次，鼻反射區輕手拈揉約2分鐘，胃反射區順時針按揉36次，頸椎反射區向心推59次。

如果是有血液疾病的小孩流鼻血，父母要格外注意

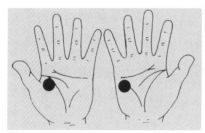

脾反射區

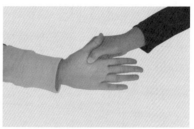

按揉脾反射區

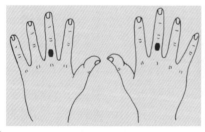

鼻反射區

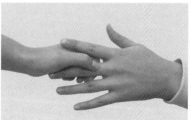

捻揉鼻反射區

了。這種小孩雖然鼻子沒有受傷，但卻時常流鼻血，通常流速緩慢，但是次數卻很頻繁，遇上這種情況，須立刻到醫院做血液檢查，以防萬一。

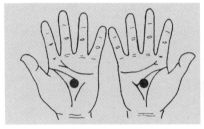

胃反射區

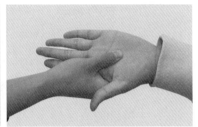

按揉胃反射區

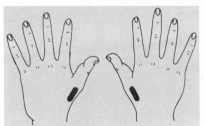

頸椎反射區

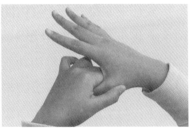

推按頸椎反射區

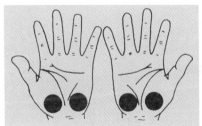

肺反射區

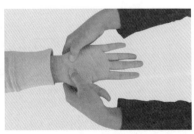

按揉肺反射區

孩子便秘了怎麼辦？

2009年的春天，一位年輕的媽媽抱著小孩子來找我。她說，孩子兩歲半了，經常便秘，半歲之前大便很正常，半歲之後就經常便秘，大多時候是兩三天一次，糞便又乾又硬。大便時，孩子經常憋得滿臉通紅，甚至肛門出血。去醫院檢查，醫生只說多吃水果蔬菜多喝水就會好，可是孩子一年四季水果不斷，連原先喝的奶也換了，孩子的便秘情況卻絲毫沒有改變。孩子的媽媽很著急，看到孩子實在大便難受時，就用開塞露。

我告訴孩子的母親，其實嬰幼兒便秘是一種常見病症。先天性疾病、腸道功能失調、飲食過少、水分不足、營養成分搭配不協調等因素都可以導致孩子便秘。如果是先天性腸道畸形導致的便秘，一般的調理是不能痊癒的，必須經外科手術矯治。但是，如果孩子開始大便正常，後來發生了便秘，那就屬功能性便秘了，這類便秘可以透過調理達到痊癒。

一般**手部按摩的方法**是：大腸反射區先逆腸道推按24次，然後再順著大腸走向推按24次；骶骨、尾骨反射區各向心推按59次；腹腔神經叢反射區順時針按揉64次；脾反射區順時針按揉64次；兩肺反射區相對按揉72次；兩腎反射區相對按揉72次；小腸反射區離心推按60次。

此外，對於便秘的孩子，鼓勵其養成定時排便的習慣

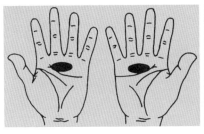

小腸反射區

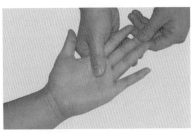

推按小腸反射區

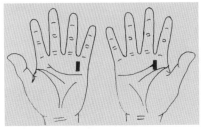

大腸反射區

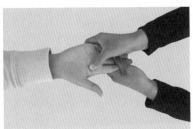

推按大腸反射區

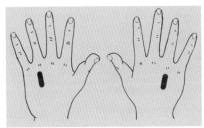

骶骨反射區

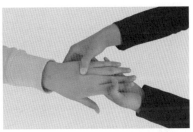

推按骶骨反射區

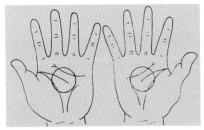

腹腔神經叢反射區

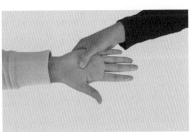

按揉腹腔神經叢反射區

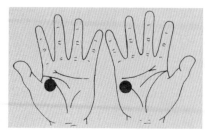

脾反射區

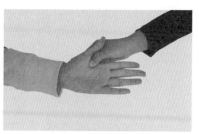

按揉脾反射區

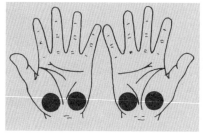

兩肺反射區

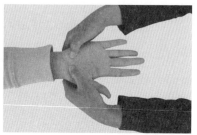

按揉兩肺反射區

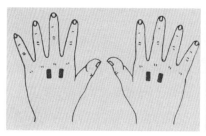

手背兩腎反射區

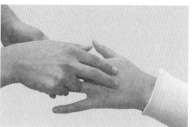

按揉兩腎反射區

很有必要。多數孩子經常會因為貪玩或者急於完成一件事情而延遲解大便，這會使其正常的生物鐘被打亂，因而出現大便乾燥。家長應在一段時期內，每天在一個比較同定的時間，一定讓孩子去排便，即使哭、鬧，反抗過後仍然讓他去排，這樣時間一長孩子會出現比較規律的排便要求。

千萬不要打罵尿床的孩子

　　一般說來，孩子在1歲或1歲半時，就能在夜間控制排尿了，尿床現象已大大減少。但有些孩子到了2歲，甚至2歲半後，還只能在白天控制排尿，晚上仍常常尿床，這依然是一種正常現象。大多數孩子3歲（周歲）後夜間不再遺尿。但是如果3周歲以上還在尿床，次數達到一個月兩次以上，就不正常了。

　　尿床在醫學上稱為「夜遺症」、「夜遺尿」。尿床也是病？聽起來挺新鮮的，其實一點兒都不稀奇。

　　孩子在不應該尿床的年齡尿床，往往是一些生理或心理疾病的外在徵兆。先天性大腦發育不全，後天因素造成大腦皮質及皮質下中樞神經功能紊亂，或脊髓反射弧消失，泌尿系統及其周同組織慢性病等都會導致孩子尿床。有時甚至因孩子白天過度勞累、睡前過於興奮、精神高度緊張等也會引起尿床。

　　中國醫學認為，小兒遺尿是肺、脾、腎的氣化失常，膀胱不約所致。

　　如果3周歲以上孩子仍有尿床現象，而且一月有兩次以上尿床，那麼父母就要注意了。這個年齡的孩子，已經有了羞恥感，他們對於自己尿床也很害羞。如果父母在這個時候再言語激之，甚至打罵，則孩子的身心會受到傷害。所以，對超過一定年齡仍然尿床的孩子，父母千萬不

能打罵，而應該想辦法與孩子共同尋找尿床的原因，給孩子信心，讓孩子戰勝夜間尿床。

其實，孩子尿床不僅與膀胱、腎有關係，還跟腦垂體、肺、脾等有聯繫。所以，手部按摩治療小兒尿床可採用以下方法。

頭反射區順時針按揉59次，下丘腦反射區點按59次，腦垂體反射區點按81次，兩肺反射區分離按揉36次，脾反射區順時針按揉64次，兩腎反射區分離按揉36次，膀胱反射區順時針按揉36次，小腸反射區順時針按揉60次，骶骨、尾骨反射區向心各按揉59次。

以上按摩方法，父母可以在孩子睡前或睡後做，長期堅持，效果會很好。

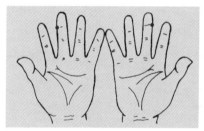

下丘腦反射區

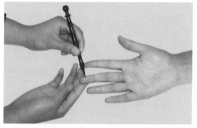

點按下丘腦射區

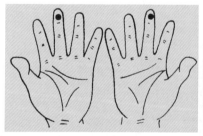

腦垂體反射區

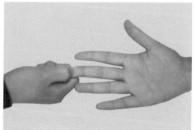

點按腦垂體反射區

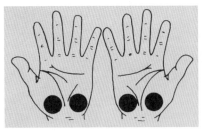

肺反射區

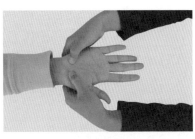

按揉肺反射區

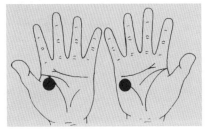

脾反射區

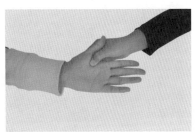

按揉脾反射區

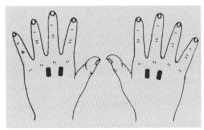

手背腎反射區

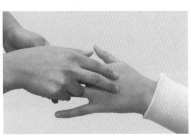

按揉腎反射區

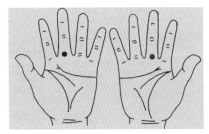

膀胱反射區

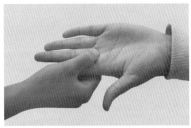

按揉膀胱反射區

257

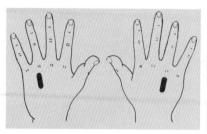

骶骨反射區

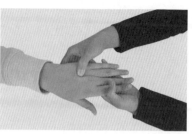

按揉骶骨反射區

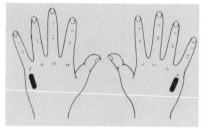

尾骨反射區

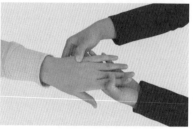

按揉尾骨反射區

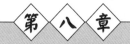

手中小天地，點點扭乾坤

自從師以來，我對中醫自然療法的認識與日俱增。年輕時，我曾專門研究過中醫的整體療法和辨證療法，每有心得發現，便欣喜不已。經過對中醫文化的深入瞭解，我後來鍾情於手部反射區療法，經過20多年的不斷實踐和總結，我探索出了一套比較系統的手部反射區療法。

隨著人們生活水平的提高，越來越多的人已經意識到了中醫保健的重要性和神奇功效。尤其是一些老年人，他們很看重自己的身體，自己身體健康了，就為兒女造福了。起初，一些老年人主動來找我，讓我為他們調理身體。後來，一些年輕人也來找我，還建議我把手診手療法推廣出去，讓更多的人能從中受益。受到他們的鼓勵和支持，從1989年至今，我開辦了500多期手診手療培訓班，有數萬人參加了手診手療培訓學習，舉辦了數千次義診，並奔赴全國各地甚至應邀出國演講。家人很擔心我的健康，我卻興頭很大，即使再勞累，也感覺身體裏有股用不

完的力量。見過我的人都說，我越活越年輕了，根本不像69歲的老年人，倒像是50多歲的中年人。

我知道，這些話中多少帶有一點恭維，但我的身體確實很健康，面色紅潤，頭髮也沒白，一年四季基本不吃藥不進醫院。這都要感謝我的自然療法。

我對手部反射區的鍾情和熱愛，深深地影響了我的家人和朋友，他們主動要求加入手診手療法的行列，把中國醫學發揚光大。經過我調理受益的患者也積極為手診手療法做宣傳。這樣一傳十，十傳百，國內外很多患者主動來找我為他們調理疾病和學習手診手療法。一時間，感謝信和學習心得鋪天蓋地地郵寄到我的信箱。

我知道，這些患者和學員的每一句話都是真實的、發自內心的，這讓我很感動，也讓我很欣慰。

在本書的最後一章，我收錄了一些患者和學員的來信，希望能夠給廣大患者帶來戰勝疾病的信心和勇氣。

巧調理，妙點按，腰痛去無蹤

西安市　張女士　2004年來信

我當了30多年的醫生，自認為見多識廣，很少有什麼事或人能讓自己打心眼裏佩服的。尤其是對那些懸掛在大街小巷中的推拿、按摩、手療、足療等標牌，我往往是匆匆而過，甚至不屑一顧。我一直認為這些不過是些雕蟲

小技罷了，只能對患者起到心理安慰，想靠它們來治病，很玄。

然而，幾個月前，一次突然出現的腰腿部劇烈疼痛，讓我真正領略到了中國傳統醫學的實用價值。

2003年8月的一天，我像往常一樣回家，準備搬自行車上樓。我用力一抬，突然感覺一陣劇烈的疼痛從腰經大腿抽到小腿。我身體站立不住，幾乎跌倒，頭上直冒冷汗。服用止痛藥，疼痛稍有緩解後，我去醫院作了CT檢查。CT報告結果為「腰椎間盤膨出，輕度椎管狹窄」。醫生建議，現在不是手術的最佳時機，最好住院進行保守治療。於是，我住進了醫院。住院期間，椎管封閉針一打，疼痛就減輕，藥勁一過，疼痛依舊，且一天比一天加重。

我住院近1月，花費3000多元。最後，我還是帶著疼痛逃出了醫院。出院後，我腰腿疼痛得難以堅持正常的工作和生活，每天只好以止痛藥緩解疼痛。可是誰知道，止痛藥對胃部的刺激又惹惱了平穩多年的胃潰瘍。除了胃部疼痛不說，大便還出現了柏油色，加之潰瘍面在藥物的刺激下又出血了。怎麼辦？到哪裏去找既能避免手術之苦，又沒有藥物刺激的妙法呢？

一位在胃腸道疾病治療中頗有建樹的中醫專家提醒我，何不在傳統的中醫外治法中尋找良策，比如手療、足療等。這些方法行嗎？我雖在腦海裏打了一個問號，但因對腰腿痛束手無策，我同意了朋友的建議。於是，經人介紹，我找到了季秦安老師。

　　季老師雖然年過六旬，但身型、體態、思維和語速，絕無老年人的拖沓之感。季老師認真地看了我的腰椎CT片，又詳細地詢問了我發病的經過和治療情況，根據我的病情，制定了一套具體的治療方案。主要採用手部反射區多部位及多種手法，按摩、牽引相關特定部位以鬆解受壓的腰部神經，再結合腰背部螺旋手法引導歸位。

　　治療開始後，我按要求俯臥在治療床上，季老師的按摩手法很特別。無論是背部的螺旋歸位、手部的推按牽引，還是足部的點按推拿，他的手法有時柔和得若有若無，有時稍稍用力，因反射區部位的不同而略加變換。季老師在做手部牽引的時候，在一旁觀看的朋友非常驚奇地看到，我的腰椎也隨著移動。我多日來因疼痛痙攣而日漸僵硬的腰腿部肌肉，也隨著點按時間的延長漸漸鬆解開了。我感受到了幾個月以來從未有過的全身舒坦。

　　治療好轉的速度出人意料得快，幾乎是一天一個新感覺。到第四天治療結束後，我走路時的疼痛感已經很微弱了，只是夜間翻身時還有些疼痛。待到一個療程（10天）結束後，無論白天走路，還是晚上翻身，全無不適之感，疼痛不知道哪裏去了。為了鞏固療效，我又堅持了一個療程。此時全身輕鬆暢快，所有因疼痛丟失的力量都找了回來。

　　我慶幸自己終於找到了解除痛苦的良藥妙方，同時也認識到了自己的無知，想不到山外有山，想不到中國醫學中的反射療法和中醫外療這塊瑰寶的灼人光彩。

　　感謝季秦安老師，感謝季氏手診手療！

手療法對一些疼痛病手到病除

北京　周女士　2010年來信

　　每個人都不一樣，要先診出患者是在哪一處最疼或最敏感，就按揉哪裏。只要按對了就一定會好。這就是季氏手療的真諦！

一、牙痛

　　有一天，我去醫院口腔科補牙，看到一位老太太捂住半個臉很痛苦的樣子，我瞭解到她是牙痛了好幾天，來這裏治療的。

　　當時離看病還有兩小時，我說，我先給你揉一下吧，於是我拉過她牙痛的那邊的手，在她中指中間關節上邊一點的「牙反射區」上找到痛點後，在痛點上按揉了大約2分鐘，她說牙不痛了，真謝謝你！

　　還有一次，是我參加一個旅行團去旅遊，在回北京的火車上，一個女性牙痛得說不了話，已經疼了一天了，我看她太痛苦了，就上前給她治療。

　　我一隻手按揉她的牙反射區，另一隻手用手掌理療器刮她的臉頰下頜牙疼的地方，大約15分鐘，她的牙不痛了，並且也已消了腫。周圍觀看的人都驚嘆不已。

二、肩膀痛

今年5月的一天，我去醫院看病，看見一位老太太攙著一位老頭艱難地走著，一隻手揉著肩膀，正從我的對面過來。我一問才知道老頭的肩膀剛打過針，打針的地方不痛了，但另一個地方還是很痛。有點忍不住，我拉過他的手，在第一掌骨底的「肩反射區」上找到痛點，按揉了約2分鐘後，老頭說真不痛了，太好了！

原來老頭的肩膀有兩處痛點，大夫只給治了一處。我當時教會了他們如何按揉，告訴他們回家後如果又痛了，就照這個辦法按摩就可止痛。

我的肩膀也曾經痛過，這是在1990年。當時我的肩膀痛了有1個多月了，平常待著不動也痛。那時正趕上季老師在北京開會，我求老師給我治一治，季老師拉過我的手，就在「肩反射區」點著不動大約1分鐘，我覺得手特別特別痛，可是肩膀立即不痛了。就這一分鐘治好了我痛1個多月的肩膀，而且從此多少年來就沒痛過。

三、腳趾痛

腳趾反射區在手上的第四指尖上，從指尖的橈側到尺側就是大趾到小趾。腳趾痛除腳趾本身的問題，還有可能與臟腑的疾病相連，但不管是哪方面的問題，都可以先止痛再解決其他問題。

止痛的方法是用大拇指的指甲去按第四趾尖尋找痛點，找到痛點後就用指甲一下一下地去按，直到腳趾不痛

為止。時間不會太長就可止痛。

四、頭痛和偏頭痛

一般的頭痛只要在中指掌骨頭處「頭部反射區」找到痛點按揉大約2分鐘後就可止痛。

我從小就有偏頭痛，好幾十年，經過這樣的按揉早已除根。找準痛點是最重要的，痛點往往是鼓起來的小沙粒，都是在中指高骨的骨頭周圍。我是右邊的偏頭痛，就在右手中指高骨的右邊有兩個並排的小沙粒，我每天按揉兩三分鐘，按了10多天，兩個小沙粒沒了，從此多年來都不痛了，就這樣除根了。

五、咽喉痛

急性的咽喉炎按揉一兩次就好，慢性的不管是多少年，只要每天按揉，用不了多少日子就可痊癒。咽喉反射區有三個地方：一個在手掌側腕橫紋中間，一個是在中指背口腔反射區下邊，第三個在手掌面大拇指根部的橫紋上，再還有一個扁桃腺反射區。

每個人都不一樣，要先診出患者是在哪一處最痛或最敏感，就按揉哪裏。只要按對了就一定會好。

六、腰　痛

急性的如扭了、抻了等，一般的一次就能好，慢性的治幾次也能基本痊癒。

有幾次，患者都是讓人扶著乘小汽車來的，經過在腰

骶反射區牽引按摩，以及臀部、骶骨反射區的痛點按揉，再加上刮痧整脊，治療好後自己不讓人扶，走著坐公交車回家了，以後也沒再犯。

七、肘部痛

有些人因肘部痛，提不了東西。在經過按揉痛的一邊的小手指的中間關節肘部反射區，也是在反射區內找到痛點按揉。這痛點都是在小指關節處的骨頭上的突出的地方。按揉兩三分鐘肘部就不痛了。如果再痛可每天按揉，一個時期就可好了。

八、肋間神經痛

肋間如有疼痛，只要用力按著肋間神經點，一會兒肋間就不痛了。

九、頸椎病引起的頸項痛和肩胛痛

除了在第一掌骨的頸椎反射區牽引按揉外，還要在頭部反射區的兩邊找突出的沙粒痛點，在痛點用力按揉。還要在手掌面的中指頸項反射區和腦垂體反射區之間的橫紋上找痛點。有的人從斜方肌到頭項部痛就要按揉這裏。這兩個地方按對了會很有效止痛。

十、患膽囊炎痛

患膽囊炎後，大多在後背痛，只要在右手膽囊反射區用力點按，有兩三分鐘，就可止痛。

其他一些部位疼痛，我就不一一列舉了。有些部位疼痛，不可能很快好轉，這就需要和幾個反射區一起配合按揉才能見效。

為什麼手療法止痛這麼有效呢？

手療法止痛，是以痛治痛。當按摩病痛部位的反射區時，患者會感到很痛，甚至會感到劇烈的疼痛，但與此同時，患者的病痛處反而感覺不到疼痛了。

這是因為手療產生的這種疼痛，是一種良性的訊息疼痛，這種力量非常強大，會產生強烈的神經衝動，傳入神經中樞，阻斷了疾病病理疼痛的傳入，破壞了疾病占據的位置，而以良性訊息替代。我管這種情況叫「占位法」，就是良性訊息占據了病例訊息的位置，所以能很快止痛。因此，我們就要使這種良性訊息長久化，讓中樞神經只認良性訊息，不認病理訊息。所以就需要我們每天都要按摩疾病對應的反射區，不能三天打魚，兩天曬網。這樣才能使良性訊息坐穩位置，疾病才能痊癒。

我找到了健身的法寶

西安市　毛女士　2005年來信

2002年年底，我接觸到了「季氏反射療法」。這種簡便易學的療法，讓我這幾年來很少進醫院。

人一上了年紀，各種疾病就會不請自來，躲都躲不

過。過去，我經常出現頭暈目眩、心煩、兩肋疼痛、下肢腫脹等症狀，夏天常常上火、牙痛，有時還便秘。這些小病，說嚴重吧，也不是要命的病；說不嚴重吧，有時讓你苦不堪言。常常是一到醫院，大夫就讓打針、住院，要麼就是大包小包開一大堆藥，早晚大把大把地吃藥，搞得自己身心疲憊。

後來，我學習了季氏手診手療法和一些中醫理論，堅持每天搓手背，做上下身淋巴的按摩，飯前有空就按揉手心腹腔神經反射區。晚上洗腳再搓幾分鐘腳趾。飲食上也注意粗細、葷素的搭配。這幾年，我不但自己的脾胃很好，身體健康，同時家裏人也得到了很好的照顧。

2005 年 4 月份，我有一段時間咳嗽得厲害，右肋疼痛，夜裏翻身都很困難。我到醫院做了透視，也看不出什麼來，大夫也沒有斷定是什麼病，說要住院觀察。我吃了醫生開的藥，症狀還是沒有好轉。

這時，我想起前一段時間勞累、生氣，是不是肝氣太盛影響到了肺？想到這些以後，我一方面調整自己的情緒，一方面採取同腎疏肝養肺的辦法，每天在手上推按鼻、喉、氣管反射區49次，肺脾反射區各按揉49次，腎上腺、上下身淋巴各點按81次，甲狀腺反射區點按2分鐘，又推按合谷穴和大小魚際，同時點按81次腦垂體反射區，逆時針揉肝反射區。

結果，意想不到的效果出現了，半個月後，我的病好了！不再咳嗽。兩肋不再痛了。

現在，我體會到，反射區療法貴在堅持，學一點就能

用一點。我把「季氏手診手療法」作為自己的良師益友，在日常生活中把它作為健身的法寶。它不僅提高了我的生活質量，而且增加了我晚年生活的樂趣。

在日常生話中感受手療的神奇作用

遵化　張先生　2009年來信

我曾是藥店的一名售貨員。2003年，醫藥市場改革後，我離開了工作14年的藥店。那年，爸爸和二姑開了一個保健服務中心，用季氏自然療法看病治病，吸引了很多人，爸爸和二姑都忙不過來了。我就去服務中心去幫忙，後來又考取了中級、高級按摩師證書，現在我已經能夠熟練地調理各種疾病。其實，家庭生活中的許多疾病都能用自然療法去治療，甚至在醫院檢查不出來的病都可以透過自然療法診斷。

我兒子體質不好，經常感冒，醫院也檢查不出什麼病來。我用季氏按摩療法給兒子調理，每天兩次，後來我兒子就很少感冒，與同齡孩子相比，身體顯得很強壯。

當2009年的A型流感盛行的時候，我兒子正常上學，並沒有被感染。兒子的身體接受了A型流感的考驗，我們全家人都很開心。

我丈夫患有高血壓，有一次急性發作時，高壓達到160毫米汞柱（mmHg），低壓達到120毫米汞柱

（mmHg），還嘔吐不止。我讓他平臥在床，用季氏療法給他降壓，又配合穴位治療，半小時後血壓降到130/100毫米汞柱（mmHg），以後我每天堅持給他做手部按摩，現在血壓已恢復正常。

季氏療法還能解決燃眉之急。一天，我和一位朋友去商場買衣服，忽然朋友的肚子痛，我趕緊在她的手上做相關按摩。她的肚子有明顯感覺，不一會就不痛了。這時，我真正體會到了季氏療法的神奇療效。

幾年來，我用季氏療法為家人和許多朋友治過病，像感冒、咳嗽、痛經、月經不調、泌尿系統感染、乳腺增生、脊柱疾病等，都能做到手到病除。這不僅給患者減少了痛苦，而且節省了大筆的醫藥費用。這些經歷讓我深深地感到，季氏手診手療法就像是一位家庭保健醫生一樣。

願更多的人學習運用季氏手診手療法，願每一個人都能遠離疾病，健康長壽！

歡迎至本公司購買書籍

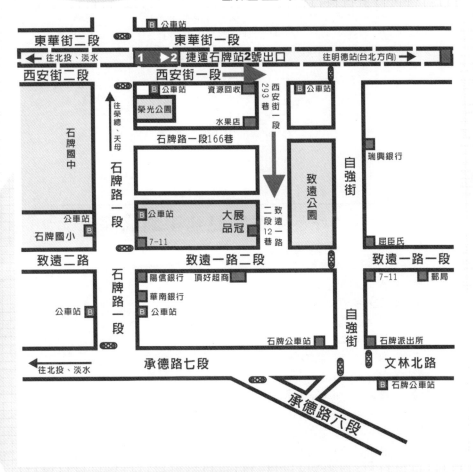

建議路線

1. 搭乘捷運・公車

　　淡水線石牌站下車，由石牌捷運站2號出口出站(出站後靠右邊)，沿著捷運高架往台北方向走(往明德站方向)，其街名為西安街，約走100公尺(勿超過紅綠燈)，由西安街一段293巷進來(巷口有一公車站牌，站名為自強街口)，本公司位於致遠公園對面。搭公車者請於石牌站(石牌派出所)下車，走進自強街，遇致遠路口左轉，右手邊第一條巷子即為本社位置。

2. 自行開車或騎車

　　由承德路接石牌路，看到陽信銀行右轉，此條即為致遠一路二段，在遇到自強街(紅綠燈)前的巷子(致遠公園)左轉，即可看到本公司招牌。

國家圖書館出版品預行編目資料

季秦安手診手療家庭常見病手到病除 ／ 季秦安 著
——初版，——臺北市，品冠文化，2020〔民109.12〕
面；21公分 ——（休閒保健叢書；48）
ISBN 978－986－98051－2－4（平裝）
1.按摩 2.穴位療法 3.手
413.92 109015730

季秦安手診手療家庭常見病手到病除

著　　者／季秦安

責任編輯／宋　偉

發 行 人／蔡孟甫

出 版 者／品冠文化出版社

社　　址／台北市北投區（石牌）致遠一路2段12巷1號

電　　話／（02）28233123・28236031・28236033

傳　　眞／（02）28272069

郵政劃撥／19346241

網　　址／www.dah-jaan.com.tw

E－mail ／ service@dah-jaan.com.tw

承 印 者／傳興印刷有限公司

裝　　訂／佳昇興業有限公司

排 版 者／弘益電腦排版有限公司

授 權 者／山西科學技術出版社

初版1刷／2020年（民109年）12月

定 價／330元

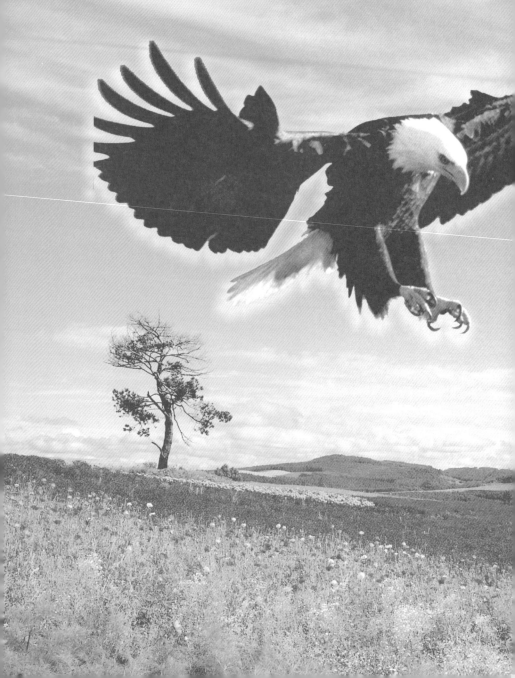

大展好書　好書大展
品嘗好書　冠群可期

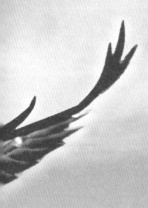

大展好書　好書大展

品嘗好書　冠群可期